**CARE**

Good Care ,
Good Living

CARE
Good Care ,
Good Living

CARE
Good Care ,
Good Living

CARE
Good Care ,
Good Living

**CARE**
Good Care ,
Good Living

care 50

靜脈曲張，真的不是小毛病

作　　者：楊志勛
插　　畫：小瓶仔
責任編輯：劉鈴慧
美術設計：張士勇
校　　對：陳佩伶
法律顧問：董安丹律師、顧慕堯律師
出 版 者：大塊文化出版股份有限公司
台北市105022南京東路四段25號11樓
www.locuspublishing.com
讀者服務專線：0800-006-689
TEL：(02) 8712-3898　FAX：(02) 8712-3897
郵撥帳號：18955675　戶名：大塊文化出版股份有限公司
版權所有　翻印必究

總經銷：大和書報圖書股份有限公司
地址：新北市五股工業區五工五路2號
TEL：(02) 89902588 (代表號)　FAX：(02) 22901658
製版：瑞豐實業股份有限公司

初版一刷：2017年5月
初版二刷：2021年12月
定價：新台幣380元
ISBN：978-986-213-793-2
Printed in Taiwan

# 靜脈曲張，真的不是小毛病

作者：楊志勛

# 目錄

# 序

# 與時俱進的靜脈曲張治療

楊志勛／自序

　　根據流行病學的統計，大約有 2% 的年長民眾有嚴重的靜脈曲張，換算起來影響超過 20 萬國人，並不亞於痛風及洗腎！

　　書店裡汗牛充棟，但都是食療、美容、減重塑身，卻沒有任何有關靜脈曲張的書籍。許多人的印象中，靜脈疾病比動脈疾病容易治療，甚至在醫學院的課程中，這個疾病也是簡單帶過，許多醫生只知其然而不知其所以然，並沒有跟上新的觀念。

　　靜脈曲張的治療，極具挑戰性；門診時，每每遇到患者的小腿皮膚已經是搔癢、硬化、潰瘍出血才來就醫，以目前最先進的技術雖然可以治療，但卻無法百分百完全恢復原狀，真的是很可惜。

　　2000 年，我到美國約翰霍普金斯醫院皮膚科進

修，恰好盛逢靜脈曲張雷射劃世紀的治療突破，回國後隨即專注投入從事靜脈曲張治療。最近終於卸下醫院和學會的行政工作，將時間空下來，把這十幾年治療患者的經驗寫下，期待藉由這本書深入淺出的文字及插圖，集合門診病患常問的問題，讓讀者秒懂這個疾病，再也不用過度緊張而忌諱就醫，或是病急亂投醫。

靜脈曲張治療科學，早在公元前五百年的西方醫學之父希波克拉底 Hippocrates 就已經注意，而且開始嘗試治療。他觀察到靜脈曲張的腿部皮膚會變黑、變腫，很像是血液要暴流出來。

羅馬時代醫學大師蓋倫 Galen（公元 129-200) 是歷史上第一位以解剖來研究人體結構的人，他首先提出「心臟的跳動可以帶動血液的循環」，「血管具有輸送血液的功能」等重要的研究成果，他在詳細對人體循環系統研究之後，主張將小腿浮出的靜脈曲張予以鉤除，他的治療方法就如同是現代靜脈醫學的先趨。

七世紀時，拜占庭希臘醫學家 Paulus Aegineta（公元 625-690)，主張將曲張的大隱靜脈予以結紮，甚至在

他著作的文獻中，已經將手術的做法及包紮方式完整記錄下來，其中的描述和現今的外科教課書如出一轍。

　　到了十世紀，享有「外科學之父」讚譽的阿拉伯醫學家阿爾布卡西斯 Albucasis ( 公元 936-1013) 在他外科巨作《醫學手冊》中，已有精緻的插圖與文字說明，描述如何將大隱靜脈予以結紮並且將血管抽除，靜脈曲張手術在此時此刻，就已經大致勾勒出來了。

　　今日的靜脈醫學，在十九世紀建立下科學基礎，包括從靜脈曲張的解剖、靜脈曲張與靜脈壓的關係、靜脈瓣膜的破壞閉合不全、靜脈血液逆流的觀察。十九世紀中期發明了皮下注射針筒，開啟了硬化劑注射治療的研究，而在二十世紀逐漸成熟，進入了實用階段。

　　靜脈幹的抽取手術，也在二十世紀麻醉技術突破後蓬勃發展。1938 年，Linton 醫師在他的著作《*Atlas of Vascular Surgery*》和發表的論文中，完整的描繪出下肢靜脈解剖圖，以血行動力學的邏輯，來進行各類靜脈曲張的手術，堪稱為近代的觀念大突破。1950 年，在 Cockett 及 Dodd 所撰寫教科書，也鉅細靡遺寫出各

種靜脈結紮及抽除手術（high ligation and stripping）作法，被奉為靜脈外科手術的標準。

靜脈曲張的治療，幾百年來不斷進步，近十餘年以來，因為發明了超高頻率的彩色杜卜勒超音波，可以在即時影像下，觀察到靜脈曲張的變化及走向，能在短時間內繪整出下肢靜脈逆流的行經路線。它不需要注射顯影劑，因此完全取代了傳統的 X 光靜脈攝影。

隨著治療觀念的進步，局部麻醉的雷射微創手術及泡沫硬化劑注射，已經能讓病人術後不留疤痕，再也不需要住院全身或半身麻醉，併發症和復發率也能降到最低。患者在手術後立即可以下床行走，隔天就能夠重新回到工作崗位；一周後，就能散步好幾公里。科技近年來突飛猛進，未來個人化精準的醫療，令人期待！

第一章

# 浮腳筋

# 三類靜脈曲張

　　靜脈曲張，就是靜脈的「彎曲」、「擴張」，另一個傳神的名字又叫做「浮腳筋」、「靜脈瘤」，描述腿部的靜脈青筋膨脹浮出，像是一團腫瘤。日本稱它為「靜脈蛇行曲張症」，有如一條小青蛇爬上腿。在台灣，有人說它像極了廟前纏繞糾結的龍柱，這樣的形容更是傳神！

　　腿部靜脈的問題，可依外觀，血管大小，分布位置可分為三大類別：靜脈曲張、網狀靜脈擴張、微血管擴張。

## 靜脈曲張

　　血管像蚯蚓般一球球，扭曲變形，站立時明顯突出，直徑大於 0.3 公分，大多出現在小腿內側，無可避免的會影響到血液的循環。

● 站時可以隱約
　在小腿肚看到
　皮下鼓出的大
　血管，像是一
　串葡萄或像蚯
　蚓狀的扭曲變
　形；摸起來軟
　軟的，躺著會
　消失。

隱約浮現的彎
曲靜脈瘤，常
出現在大腿和
小腿內側

## 網狀靜脈擴張

　　血管稍微凸出，不規則彎曲，顏色稍呈藍色，就像手臂內側的小藍血管，直徑小於 0.3 公分，和蜘蛛絲般的細小血管相連。有時會連到深層的靜脈血管，影響血液循環。

● 網狀靜脈擴張常出現大腿外側和腳後彎，顏色稍呈藍色，常會和微血管絲相連如煙火般的放射擴散。

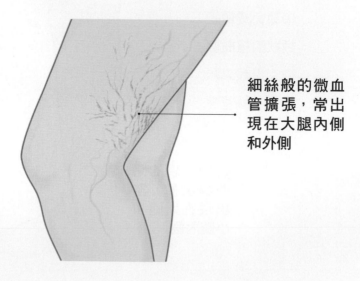

細絲般的微血管擴張，常出現在大腿內側和外側

## 微血管擴張

直徑小於 0.1 公分、分布在大腿內、外側或小腿外側，因為血管很小，並不造成血液循環障礙，病人主要是因外觀不佳前來治療。

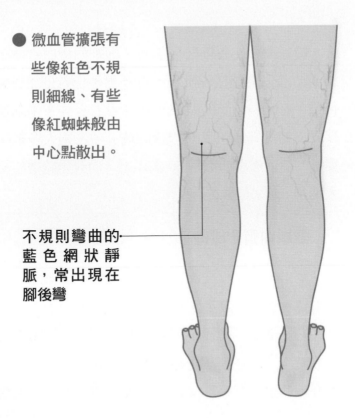

● 微血管擴張有
　些像紅色不規
　則細線、有些
　像紅蜘蛛般由
　中心點散出。

不規則彎曲的
藍色網狀靜
脈，常出現在
腳後彎

# 「沉得住氣」的靜脈曲張

靜脈曲張在各年齡層都有，細細的微血管擴張在 20 歲以後就會慢慢的出現。許多男性患者是從事餐飲行業，必須長時間的站立，女性患者有許多是兩個小孩以上的媽媽。在我的門診的統計中，絕大多數扭曲變形的靜脈瘤患者都是 50 歲以上，而且是隨著年紀越大越多，越來越嚴重。

## 靜脈曲張會遺傳

常常病人先來就醫求診，幾次之後會帶著父母兄弟姐妹一起來。我最印象深刻的是在木柵山上有處百年茶莊，全家三代都是靜脈曲張的患者。法國大規模研究發現，若雙親都有靜脈曲張，85% 的子女也會罹患靜脈曲張，若只有父親或母親有靜脈曲張，大約有

40% 子女也會罹患靜脈曲張。

　　有明顯家族史的病人因為血管瓣膜較為鬆弛，年紀輕輕時就可能會青筋外浮，是屬於容易出現嚴重併發症的高危險群。根據美國文獻調查，如果靜脈潰瘍是發生在 40 歲以前，這一群的患者大部分都有家族遺傳。

　　初期的靜脈曲張常無任何症狀，只有在大腿和小腿肚有隱約浮現的靜脈，或是像蜘蛛網一樣的血管擴張。雖然早期並沒有任何徵兆，但隨著時間，其實大部分的病患自己多少都能察覺到異樣，輕微的腳部腫脹、痠痛、無法久站等等，只是不願意去面對而已。雖然發病有早晚，病程進行有快慢，但終究會隨著年紀逐漸嚴重。

　　當小腿肚摸得到隱約浮出的靜脈瘤後，再醞釀 3-5 年，病況就會全面向下蔓延，影響到整個腿部和腳踝，

緊接着出現中重度的不適症狀，疼痛腫脹、小腿肌肉痙攣、皮膚搔癢濕疹、發黑硬化隨之而來，一點小小外傷，就容易出現潰瘍，造成生活上極大的不便。約有 2% 的中老年人有嚴重型的靜脈曲張，換算起來影響超過 20 萬國人；其中女性便佔了七成以上。

　　除了外觀困擾，還有很多病人因害怕開刀而不敢就診，往往拖到靜脈破裂出血，迫不得已才求醫。長期下來更有可能因深部靜脈栓塞、肺栓塞等疾病，威脅到生命的安全。

　　年齡和地心引力，是腿部血液循環的兩大敵人，年過 40 歲以後，體力大不如前，想要預防或改善靜脈曲張，就得鍛鍊小腿肚的肌肉，重複收縮與舒張，就可將下半身的靜脈血液源源不絕的輸送回心臟。

## 腿部水腫

小腿發熱腫脹，這種症狀病人最常感受到的異狀，是到門診的主要原因之一。下肢靜脈曲張會引起循環不良，血液無法順利流回腹腔及心，當逐漸堆積在小腿就出現下肢水腫。早上出門前還身軀輕盈，到了傍晚就雙腿沉重，長久之後水腫變成常態，緊接着小腿抽筋。

● 正常的靜脈瓣膜開合，能導引血液單方向流動

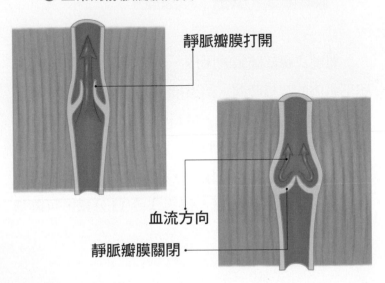

靜脈瓣膜打開

血流方向

靜脈瓣膜關閉

● 靜脈曲張後，血管被撐開撐大，變得不規則彎曲

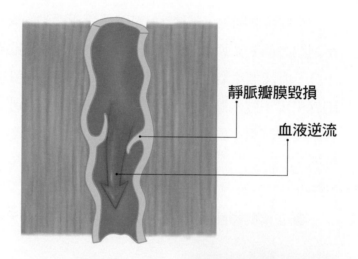

靜脈瓣膜毀損

血液逆流

　　要解決腿部腫脹的困擾，上班族需自我設定活動腿部肌肉的空檔時間，如果能一直穿著小腿彈性襪，就更有事半功倍的效果。每日快步健走、騎腳踏車，不但可以強化小腿肚的肌肉，還可幫助擺脫肥胖，預防心臟病、高血壓、糖尿病，紓解壓力、消除疲勞。法國一項最新研究證實，每天快走 15 分鐘，可降低 22% 死亡風險。

## 簡單的日常腿部保養

要解決腿部腫脹的困擾，絕不能像釘子戶，工作時一動也不動，記得自我提醒盡量每 30 分鐘，要活動一下腿部的肌肉。

### 上班族的小腿健康操

上班族其實在辦公桌下，也可以不動聲色的做腿部健康操，步驟雖然簡單卻非常有用。

### ● 打水

坐在椅子上，單腳伸直、抬腿，上下擺動，像坐在泳池邊打水，左右雙腳輪流鍛鍊大腿肌肉群，進行30-60秒。

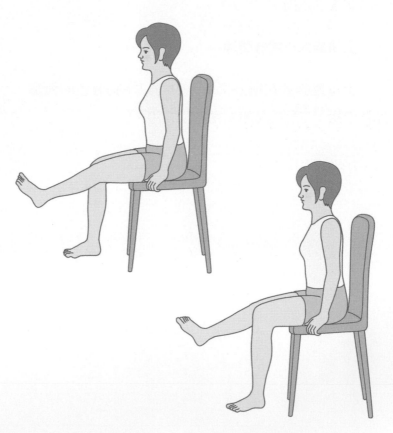

● 翹腳跟踮腳尖

坐在椅子，踮起腳尖，抬起後跟，左右雙腳輪流，活動小腿肌肉群，持續進行 30-60 秒。

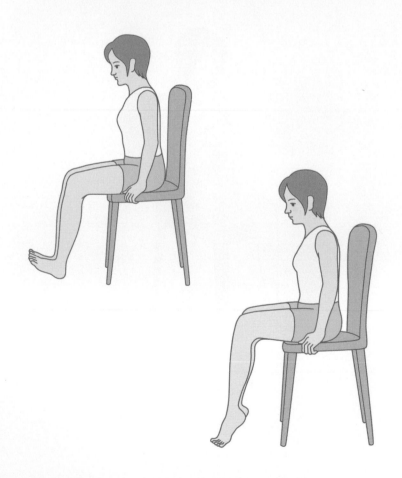

● 來回屈膝

　　坐在椅子上，大腿抬起、屈膝、放下，左右腳輪流，持續進行 30-60 秒。

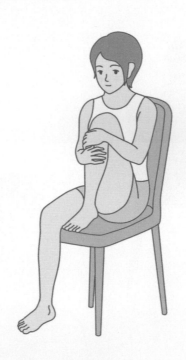

### 婆婆媽媽的腿部保養

把握三大原則：抬腿、少站、多運動。

盡量集中時段做家事、只要站立不動超過三分鐘，腿部靜脈壓力就會大幅上升，循環不良引起腳部水腫。改變生活習慣，並讓雙腿獲得適當的活動及休息，不嫌麻煩的穿上小腿彈性襪，預防勝於治療，要有健康雙腿不是難事。

● 抬高腳休息

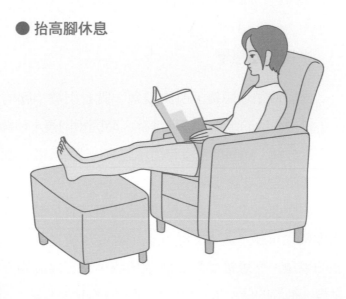

腿部腫脹不舒服，除了最常見的缺乏運動、腿部肌力不足、老化、靜脈曲張所引起的疲勞、痠痛、腫脹之外，還要排除心臟，肝臟，腎臟，淋巴管阻塞等疾病。體重過重，下盤壓力過高也可能會引起腳部水腫，服用某些高血壓的藥物，月經前後的荷爾蒙影響，也會造成腿部水腫，為了健康著想，還是養成運動的習慣才好。

## 半夜抽筋痙攣

　　當血液循環障礙、肌肉缺氧，就會引發小腿的肌肉不自主的抽筋痙攣，劇烈疼痛，時間短則幾十秒鐘，長則數分鐘，痛到早上沒有辦法起床，走路一拐一拐，常常要兩三天才會緩解。

　　靜脈曲張患者就是因為腿部循環不良，缺氧的血液堆積在小腿，造成乳酸堆積，因此半夜經常發生抽筋的現象。病患接受靜脈曲張治療，導正血流的方向之後，抽筋的情況常常可以得到大幅的改善。

　　除了靜脈曲張之外，還有許多原因也會引發抽筋，像小腿過度疲勞、白天久站、長時間穿著高跟鞋，或是運動過量、肌肉使用過度、全身脫水、加上動脈阻塞等等，都很容易導致肌肉痙攣抽筋。

　　輕鬆地洗個熱水澡、泡泡溫泉，促進末梢血液循環、放鬆肌肉，可以大幅減少抽筋的頻率。食物太鹹、太淡，鹽分的攝取不足或過量，血液中的電解質不平衡，部分降血壓藥物含有利尿成分，服用後可能致使水分流失、電解質失衡；腎臟功能不佳，脊椎骨刺、坐骨神經壓迫，也會引發頻繁抽筋，建議要就醫釐清原因。

　　臨床經驗中，腳抽筋最常出現在清晨，電風扇或冷氣直吹小腿，血管緊縮，腿部失溫，很容易引發抽筋。晚上睡前注意雙腿保暖，不要把腳露在被窩外，尤其冬天氣溫降低，寒氣入侵，棉被蓋好蓋滿。糖尿病、動脈血管硬化病患，要特別注意。

抽筋後 1-2 分鐘，緊縮的肌肉會逐漸放鬆、疼痛感也會逐漸降低。這時可試著慢慢將腿伸直、用伸展來放鬆肌肉；減緩不適。千萬不要用力去拗，傷到肌肉。待疼痛逐漸減退後，可適度輕柔的按摩和熱敷 5-10 分鐘，預防再度抽筋。

## 鬱血性皮膚炎

每年冬季寒流來，腿部皮膚癢的病人會多了起來，許多人以為只是年紀大，皮膚乾燥所引起的冬季癢，患者往往先擦過乳液和藥膏仍然不見改善，就醫檢查後才發現皮膚搔癢處青筋外露，原來是循環不良，靜脈曲張引發的「鬱血性皮膚炎」。

「鬱血性皮膚炎」常出現在靠近足踝內側處，還有在靜脈曲張青筋正上方的皮膚。由於血液長期鬱積，慢慢產生深咖啡色的色素沉澱，皮膚乾燥脫屑，不抓不癢，越抓越癢，皮膚由紅轉黑，患者常常不敢穿短褲出門，以為自己得了烏腳病。如果病灶受到刺激，轉成急性皮膚炎，就會奇癢難耐、流湯流水，紅腫濕疹；反覆發作，之後皮膚會越來越脆弱，甚至嚴重到

輕輕一碰就會潰瘍，很多病患都是拖到這麼嚴重時才
來就診。

● 靜脈曲張晚期的「鬱血性皮膚炎」，常在足踝內
　側出現成片的色素沉澱和癢疹

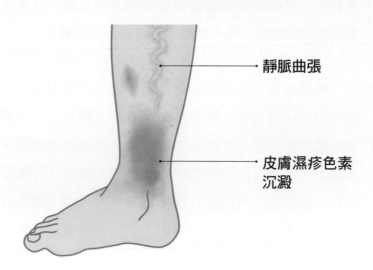

靜脈曲張

皮膚濕疹色素
沉澱

烏腳病是長期飲用含有高濃度「砷」的井水，引起「末梢動脈血管硬化」，造成血液無法流通，皮膚最終潰爛發炎，甚至壞疽截肢；烏腳病也容易合併體內和皮膚惡性腫瘤。所幸現在自來水普及，新的病例也越來越少。烏腳病和靜脈曲張最大的不同之處，就是烏腳病會腳部末端冰冷，趾端劇烈疼痛，烏青發黑。

　　腿部會有各式各樣的皮膚病，譬如冬季濕疹、錢幣狀濕疹、血管炎、黴菌感染、蜂窩性組織炎、自體免疫硬皮症，甚至連擦傷口的藥膏，都會誘發接觸性皮膚炎，這些病症常常跟靜脈曲張的皮膚症狀看起來類似。皮膚專科醫師能分辨出這些細微差別，選用適當的口服藥、外用藥，及保健方式，掌握最佳的治療時機。

　　許多女性患者很關心：「小腿已經皮膚搔癢發黑了，能不能白回來？」答案是肯定的。只要在初期黑色素尚未完全沉澱之前，及早接受靜脈曲張的治療，避免繼續惡化，一但發炎的狀況能夠消失，皮膚顏色

就會逐漸恢復正常，便能再穿起好看的短裙、短褲。

## 血管破裂大出血

嚴重、腫脹變形的靜脈曲張，所經過的皮膚會受損變薄，仔細觀察，還可以發現夾雜着許多彈指可破的小黑點，這些血管承受全身及下盤的重量，壓力特別高，就像是不定時炸彈，隨時可能會脹破噴發大出血，甚至嚴重到送急診室來縫合處理。

靜脈曲張的皮膚原本就會搔癢腫脹，到了冬天進補麻油雞三溫暖，皮膚更加發熱乾燥，奇癢無比，常忍不住要去抓，如果一不小心指甲摳破血管，靜脈曲張因此破裂，就會大量出血。最可怕的是發生在半夜，睡夢中無意識的搔抓，到清晨才發現床上一灘血，雖然不至於到休克，但是常常嚇壞同床的伴侶。

在門診的檢查中，只要觀察到腳踝附近皮膚有潛在性的出血點，我一定會告知病患和家屬其中的危險性，在最短的時間內徹底解除出血休克的危險性。

冬天泡湯時，中重度靜脈曲張患者不宜超過 10 分鐘，千萬不可拿毛巾搓腳。若發現靜脈破裂出血不止的緊急情況時，可先躺下，直接用力壓迫止血，再用彈性繃帶或衣物緊緊纏繞住出血點，趕快送醫。

# 超過 70% 的足部潰瘍是靜脈疾病造成

　　根據統計，腿部慢性潰瘍的主因是循環不良！

　　過去醫學著重在研究糖尿病及動脈栓塞，但事實上超過 70% 的足部潰瘍，是靜脈疾病所造成。根據流行病學的研究發現，大約有 2% 的中老年人，是因患有靜脈功能不良所引起的皮膚潰瘍。

　　英國的靜脈醫學協會統計，有一半的靜脈傷口需要 9 個月才會癒合，20% 的傷口兩年內還無法癒合，還有 10% 的傷口，5 年內都無法癒合。許多病患每天跑診所換藥、吃抗生素、手術補皮、植皮，高壓氧，但是傷口還是好不了，所承受的慢性疼痛及精神壓力，往往對日常生活和家人帶來嚴重的影響。

## 靜脈潰瘍常合併出現的「靜脈皇冠」

　　靜脈性潰瘍最常出現在腳踝的內側，有時也會出現在腳踝的外側。傷口形狀不規則、大小深淺不一、周圍皮膚往往泛黑、搔癢和硬化，仔細觀察，可以發現附近隱藏着像蚯蚓般膨出的靜脈曲張。這些病患的足部內側，常常可以見到整片微血管擴張，就像煙火散射一樣，稱做「靜脈皇冠」。靜脈皇冠造成的外觀是足部靜脈壓增高，撐脹微血管所造成。

●靜脈皇冠，在足踝內側出現整圈的微血管擴張，內部夾雜著紫色的出血點

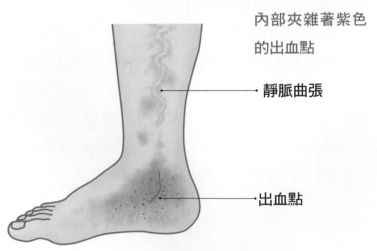

靜脈曲張

出血點

## 血管硬化阻塞造成的「動脈性」潰瘍

隨著年齡增加，再加上高血壓、高血脂以及糖尿病等「三高」文明病，動脈血管會逐漸的失去彈性，硬化狹窄。當血管出現阻塞時，足部會冰冷，皮膚因為缺血、缺氧而轉為暗紫色，患肢出現疼痛或感覺異常，一走路就會出現腿部疼痛、痠麻加劇，不得不停下來休息，2-5 分鐘之後才會比較舒服，這種情況叫做「間歇性跛行」。

要分辨是否是動脈阻塞所引起的缺血性潰瘍，除了從外觀經驗來審視外，醫師可觸摸足背動脈來偵測脈動，必要時安排動脈超音波來檢查血流波形動態，偵測血管的彈性、硬度及阻塞情況。

持續使用血管擴張藥物與抗血小板藥物可以緩和動脈阻塞的症狀，如果改善有限，就要評估考慮接受積極的血管氣球擴張術、放支架來打通血管。倘若放任病情惡化，下肢動脈血管嚴重阻塞，血液供應量不足，腳趾與足部的局部組織會壞死，發黑紅腫感染出現傷口，要面臨截趾或截肢的無奈。

● 腳趾與足部前端發黑、紅腫潰爛

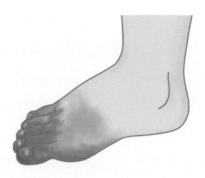

## 糖尿病引起的「神經病變」潰瘍

糖尿病患者病期超過十年以上，約有四分之一會出現四肢末梢神經功能減退，由腳趾開始感覺遲鈍，症狀慢慢往上延伸。病患常描述像類似「穿襪子」的感覺異常。

因為末梢神經病變引起的足部感覺遲鈍，痛覺與溫度感覺會變得不敏感甚至消失，有時候鞋中有小石頭都無法察覺，直到刺到紅腫受傷才被發現，還有腳底、腳跟、骨頭突出處常出現硬皮長繭，這些摩擦的地方也容易外傷，傷口一直無法癒合。

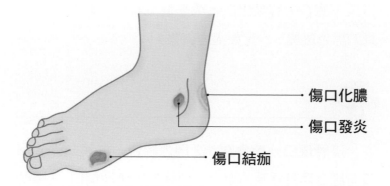

傷口化膿

傷口發炎

傷口結痂

## 血管炎潰瘍

血管炎是一種免疫系統疾病，自體免疫抗體直接破壞血管組織，引起發炎潰瘍。小腿會出現許多出血點紫斑，轉變為大小不一的傷口，通常同時影響雙腿，有時合併多個關節疼痛。

## 惡性腫瘤

皮膚癌的外觀變異很大，可能是不規則的潰瘍，也可能是紅色硬塊，或蕈樣狀凸起的腫塊，一般是不會痛，有時只是黑痣不正常快速的變大。如果發現傷

口久不癒合，容易出血，或是腳掌趾甲出現形狀不規則的黑色斑塊，一定要盡速就醫。

　　淺層傷口一般會在 1-2 周內癒合，如果超過 6 周沒有癒合而且逐漸的擴大，便稱為「慢性傷口」。這時就務必去尋找是否有潛在性問題，例如傷口照顧方式錯誤？血糖過高？血管疾病？細菌感染？自體免疫疾性疾病？抑或皮膚癌等，這些複雜的病因需要皮膚專科醫師來診斷把關。

### 潰瘍傷口的照顧

- 傷口及周圍需以生理食鹽水，或煮過的冷開水來清洗，將痂皮和黃色滲出物去除，必要時加上少量溫和的肥皂，減少細菌的殘留量，視情況每天換藥一到兩次。
- 傷口在擦乾後塗以抗生素藥膏、凡士林、清創藥

膏或優碘藥粉 (Iodosorb)，再覆蓋透氣、非黏著性的紗布。

- 如果傷口有大量的滲出液，就要採用吸水力強的敷料，例如吸水纖維或海藻棉 (alginate) 或泡棉 (foam)；再配合局部壓迫，減少滲出液的產生。
- 大約 10% 的患者對抗生素藥膏有接觸性或過敏性皮膚炎的現象，要謹慎使用。如果使用後發現傷口滲液增加，周邊皮膚搔癢，就要找皮膚專科醫師就診治療。
- 傷口周圍常常會有鬱血性皮膚炎，在皮膚專科醫師處方下可塗抹類固醇的藥膏，緩合不適及癢感。
- 若傷口有出膿、紅腫發熱、滲出液增加等情形，或是發燒，可能暗示著潛在性的細菌感染，就要盡速回診檢查，必要時做細菌培養，使用口服和注射的抗生素。
- 靜脈潰瘍要長時間才能癒合，一般估計大約要 6 個月以上的時間。

## 治療方法

治療足部靜脈潰瘍，最重要的就是控制住下肢靜脈曲張，主要方法有二：

### 1. 穿著彈性襪

穿著醫療級的彈性襪，可以導正血液逆流現象，加速靜脈潰瘍的癒合，減緩疼痛和腫脹，還可以延緩疾病的惡化。為了獲得最大的效果，彈性襪應每天穿著，在早晨起床後盡快穿上，晚上睡覺時可以脫下，小腿抬高，好好休息一下。

### 2. 接受靜脈曲張治療

並沒有神效的藥膏能夠一試見效，如果潰瘍長久無法癒合，就要考慮接受積極的治療，將逆流的血行導正回來，靜脈性潰瘍最終還是需要治療，許多醫學的論文也證明手術，雷射，泡沫硬化治療……都是很好的選擇。醫師會仔細評估每一位患者後，依其病情，並和病患討論後做出最佳的治療計畫。

有高達 20% 的腿部潰瘍，是糖尿病造成的神經病變或動脈阻塞。若發現腿部潰瘍是靜脈和動脈雙重循環不良所造成，這些患者將不適合穿著彈性襪，因為彈性襪壓迫動脈血流，反造成缺氧，潰瘍會更加嚴重，不可不慎。

## 預防復發

靜脈潰瘍縱使癒合之後，已經受損的脆弱皮膚常常乾燥搔癢，一個小小的外傷，潰瘍很容易再度發生。勤擦乳液、穿著彈性襪、抬高腳部、規率的運動、停止抽菸，還有維持適當的體重，這對預防傷口的復發是絕對有幫助的。

# 更多腿部靜脈功能不良的病症

陳先生，左小腿這三個月來隱隱疼痛發癢，踝部周圍皮膚腫脹變硬，越來越緊繃，懷疑是細菌感染引起的蜂窩性組織炎，可是已經住院打了兩周的抗生素，症狀還是沒有改善，最後透過超音波檢查，才得知是靜脈曲張所造成的「皮膚脂肪硬化症」。

### 皮膚脂肪硬化症

病患腳踝附近皮膚因為長期的發炎，變得暗沉、發黑發紅、收縮硬化，上粗下細，小腿看起來像似倒立的香檳酒瓶或保齡球瓶的特殊外觀。

● 患者一腳正常，
　另一腳為「皮膚
　脂肪硬化症」，小
　腿上粗下細，像
　倒立的香檳酒瓶

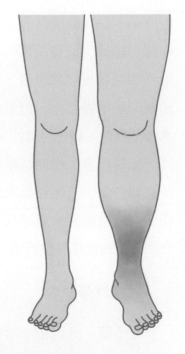

美 國 梅 約 診 所
（Mayo Clinic） 在 2002
年的統計發現：這類的
病患，85% 以上是屬於
體重過重，肥胖，糖尿
病及有抽菸習慣的族群，
65% 的患者合併有下肢靜脈曲張。我們在 2004 年的統
計，也發現 80% 台灣皮膚脂肪硬化症病患合併有下肢
靜脈曲張。醫學研究已經證實循環不良，腿部血管承
受太高的靜脈壓力被破壞，白血球淋巴球釋放大量的
發炎因子，造成真皮及脂肪層纖維母細胞增生，形成
皮膚硬化，出現傷口。

　　這類因為腿部靜脈功能不良的病症，會在某次長

時間站立之後紅腫熱痛急性發作，臨床上常被誤認為蜂窩性組織炎或發炎期的硬皮症。經過數月或者甚至數年的急性炎症階段後，逐漸發展成慢性發炎，皮下組織脂肪層纖維化，色素沉著，小腿最終外觀有如乾木頭及義肢，硬化沒彈性，常常一碰就破皮。

如果在發生初期快點處理靜脈曲張，配合上減重及血糖控制，已經硬化的皮膚還是有可能慢慢恢復彈性。但因為這群病患通常有體重過重的現象，常合併有潛在性的深部靜脈栓塞，治療也比較複雜。

### 表淺性靜脈炎

在小腿，原本相安無事，摸起來突突軟軟的靜脈瘤，突然痛了起來，又腫又硬，就像是一大串紅葡萄，皮膚表面發紅發燙，在超音波檢查後，確認是表淺的大隱靜脈血栓阻塞，肌肉內深部靜脈仍然全面暢通。幸好「表淺性靜脈炎」只是短暫性的疼痛，大多可以在 1-2 個禮拜內得到緩解。

淺層靜脈炎並不是細菌感染，而是因為靜脈管內的血栓產生發炎物質刺激所造成。當腿部曲張的淺層靜脈產生血塊栓塞，逐漸由小腿部分向上延伸到大腿時，時候就很有可能會繼續惡化，血塊鬆脫掉落到血液循環系中，造成可怕的肺部栓塞。

　　服用非類固醇消炎止痛藥，例如阿斯匹靈或百服寧，降低血液的濃稠度來溶解血栓，預防血栓的擴大，也可以減低血管發炎。穿著醫療級、漸進式壓力的彈性襪，可以有效減緩疼痛和腫脹，促進靜脈血液回流。

　　根據統計研究，表淺性靜脈炎病患有 4% 會同時存在著深部靜脈血栓，如果病患有反覆性的表淺性靜脈炎或靜脈炎快速延伸到大腿時，就要採取更進一步的超音波檢查。如果確定有深部靜脈栓塞，要盡早注射或口服抗凝血劑，將深部血栓溶解。等到靜脈炎控制下來，確定沒有深部靜脈血栓，才安排血管內雷射手術，或靜脈幹抽除手術。

## 經濟艙症候群

一位 65 歲的白髮先生，長年住在舊金山，才剛下飛機，叫了計程車就直奔高速公路旁的醫院急診室：「我的左腿好痛，怎麼會突然腫成這樣？」

這是深部靜脈血栓（Deep Vein Thrombosis）最典型的症狀，常被稱為「經濟艙症候群」。當長時間坐在經濟艙內狹窄的座位，活動受限，腿部無法伸展，腿部靜脈血液流動會變得緩慢、加上機艙空氣乾燥，若是攝取水分不足，血液的黏稠度變高，

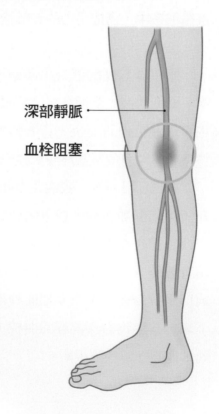

深部靜脈

血栓阻塞

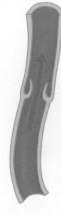

← 回流正常的
靜脈瓣膜能導引
血液單方向流動

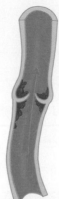

←血塊逐漸形成

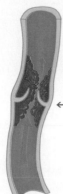

←血塊嚴重阻塞

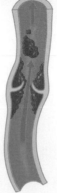

←血栓嚴重脫落

凝固的血塊便很容易卡住在大腿靜脈，影響血液回流，腳就會突然腫起來，有時會被誤認為「蜂窩性組織炎」。

事實上，不管是否在飛機內的經濟艙，甚至搭乘巴士或火車，久坐打牌泡網咖，都應注意防範血栓症。只要長時間窩著久坐不動，都有發病的危險性，因此又稱「旅客血栓症」；特別是有靜脈曲張的患者更容易發生。所以聰明的旅客搭飛機時，都優先選擇靠走道的座位。

### 舒筋骨、動動腳、遠離「經濟艙症候群」

久坐搭車或打牌，別忘適時起身舒緩筋骨，站起來伸伸懶腰，上個廁所，活動一下筋骨、放鬆肌肉、做簡易健身操、促進血液循環，最好每隔 1-2 小時，站起來活動活動或上廁所。

如果是自己開車旅行，每隔一小時左右到休息站小憩一下，散散步。若是搭飛機旅行，活動空間實在

有限，可以在座位上每30分鐘做些簡單腳部運動，動動腳踝，譬如把腳跟往上翹然後往下踩，反覆踏步，伸腿運動，活絡膝蓋與小腿肚按摩等，讓腿部的肌肉收縮，預防血液瘀積，促進下肢血液循環。還有，避免穿太緊的衣服，妨礙血液流通。

● 搭機時的簡單運動：把腳跟往上翹然後往下踩

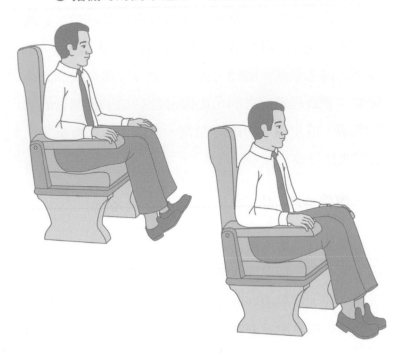

### 補充水分

多喝水，少喝酒，並避免含咖啡因的飲料，特別是在飛行途中，因為這些飲料有利尿作用，讓身體脫水，血液過度濃稠而阻塞。

### 服用阿斯匹靈抗凝血

若是血栓症的危險族群，像是有血栓病史、心血管疾病、近期有外傷或手術、服用避孕藥，癌症、糖尿病、高血脂症、肥胖、行動不便等，都有較高的危險性；在長程飛行之前，經醫師評估給予低劑量的阿斯匹靈，或皮下注射抗凝血劑，可避免血小板凝集，預防血栓形成。

### 攜帶 90% 回流血液的深部靜脈系統

腿部有兩套主要的靜脈系統，一個是表淺靜脈系統，另一個是深部靜脈系統。深部靜脈行走在腿部的肌肉之間，當肌肉在收縮時，例如走路、跑步、散步的時候，都會壓縮靜脈，讓血液往心臟方向流動。如

果一直站立或坐著，肌肉沒有收縮運動，血液就流動緩慢，宛如一灘死水，這時候就可能會造成靜脈血液凝集，結塊塞住血管。

由於深部靜脈攜帶了 90% 的回流靜脈血液，一旦產生大阻塞，會造成腿部嚴重的腫脹和疼痛；更可怕的是突然站起來起身走動，在強大的血流沖刷之下，鬆脫掉落的血塊會順著血流流至心臟和肺臟，形成肺栓塞，在飛機上和機場發生的暴斃案例中最為常見。

在美國，每年約有 20 萬人死於肺栓塞。可怕的是，有半數的病患是先出現呼吸困難，危及生命的肺栓塞，反推後才知道腿部有深部靜脈血栓、靜脈曲張。

肺栓塞症狀包括胸部疼痛、呼吸困難、咳血、血壓下降、心悸暈厥。深部靜脈血栓和肺栓塞被認為是緊急醫療情況，可能危及生命，不可以等閒視之。

● 血栓卡在肺動脈，形成肺栓塞

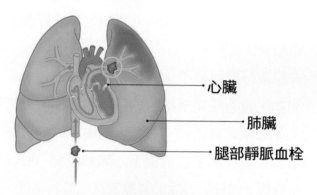

心臟

肺臟

腿部靜脈血栓

● 腿部靜脈血栓被沖刷脫落，往心臟和肺部流動

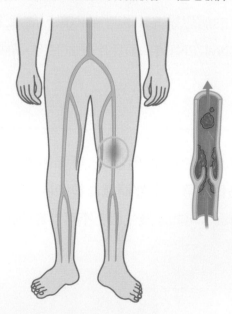

## 深部靜脈栓塞的危險因素

- 有腿部靜脈曲張的患者。
- 近期接受全身或半身麻醉手術。
- 近期接受過大手術，尤其是腿部或腹腔手術。
- 腿部外傷或骨折，造成靜脈血管的損傷。
- 自己曾經罹患及有深部靜脈栓塞家族史。
- 過度肥胖，腿部靜脈壓力過高。
- 懷孕、服用避孕藥及接受荷爾蒙療法補充治療的女性。
- 長期久站、長期臥床。
- 長期久坐沒有起來活動，尤其是坐長程越洋飛機或沉迷線上遊戲。

## 深部靜脈栓塞的確診和治療

當患者腿部腫脹，小腿出現不尋常的疼痛，醫師就要保持高度警戒，安排靜脈超音波影像檢查及抽血。血液中 D-dimer 數值若是上升，就表示有深部靜脈栓塞的可能。電腦斷層，磁振造影也可顯影腿部的血

栓，是確定診斷的方法之一。

　　早期積極的「血栓溶解療法」是治療不二法則，在急性期必須注射或口服血栓溶解劑，或抗凝血劑，立刻持續穿著第二級漸進式壓力的彈性襪，保護靜脈瓣膜的功能，加速溶解靜脈內凝固的血栓，預防血栓再形成。

　　口服抗凝血劑須持續服用 6 個月以上。近年來，在第一黃金治療時間也可以使用血管腔內手術的方法，先行使用導管將血塊抽吸出來，術中或術後合併使用血栓溶解劑 (urokinase) 將血栓快速溶解。

　　半數以上深部靜脈栓塞患者，血管和瓣膜會遭受破壞而喪失功能，進展為栓塞後症候群。症狀包括下肢長期水腫、疼痛、肌肉發炎，皮膚硬化和變色。數年後，會發展成靜脈曲張、靜脈潰瘍、慢性靜脈循環功能不良。

靜脈栓塞後需做「長期的」足部保養，包括：

● 至少每小時需要起身活動一下 2~3 分鐘，增進血液循環，不要維持同一姿勢過久。

● 坐椅時，避免屈膝或腿部懸垂、交叉，造成血管壓迫，阻礙血液的回流。

● 多補充水分，少碰菸酒，維持良好的生活習慣。

● 穿著第二級彈性襪，促進足部血液循環。

● 每天散步或運動 30 分鐘，保持正常體重。

● 遵守醫囑，由靜脈專科醫生定期評估，口服抗凝血劑，須持續服用約 6 個月以上預防再度復發。

第二章

# 靜脈曲張的原來如此

# 人體的血液循環系統

　　人體的血液循環系統，由四部分組成：動脈系統、微血管系統，和靜脈系統，以及心臟。

## 動脈系統

　　心臟壓縮打出的血液經由主動脈輸送到身體各處，動脈反覆分支，越分越細，最後分行至各個器官和四肢的毛細血管。

　　動脈管壁是由大量彈性纖維及多層厚肌肉所組成，不但具有彈性，管壁能回縮，促使血液繼續向前流。動脈管壁能承受高的壓力，而平滑肌纖維的收縮可控制管徑的大小，調節各器官的血流量。腿部股動脈是走在肌肉的深層，下行到膝關節下方分為脛後動脈和脛前動脈。脛前動脈向下延伸為足背動脈，脛後動脈

向下延伸為內踝後動脈，在這兩處可摸到動脈的跳動。

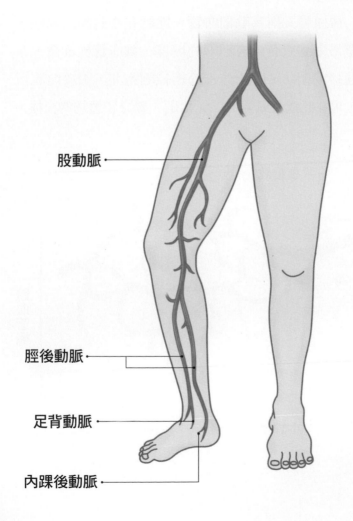

股動脈

脛後動脈

足背動脈

內踝後動脈

## 微血管系統

　　微血管又稱為毛細血管，連結在小動脈的末端，管壁最薄到只有一層細胞的厚度，微血管極細微，互相連接成網狀，廣泛分布於組織細胞間，由於血流很慢，可在此進行氧氣、二氧化碳、養分和廢物的交換。

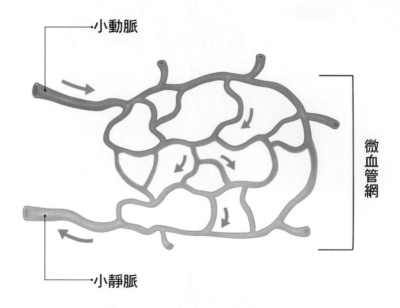

## 靜脈系統

　　流過微血管的血液，逐漸匯流聚集為靜脈系統，並返回到心臟。和動脈系統剛好相反的是，靜脈的管壁是由薄薄幾層的肌肉和彈性纖維所組成，只能承受低的壓力；但是靜脈直徑大，存儲容量大，全身三分之二的血液是在靜脈中流動。

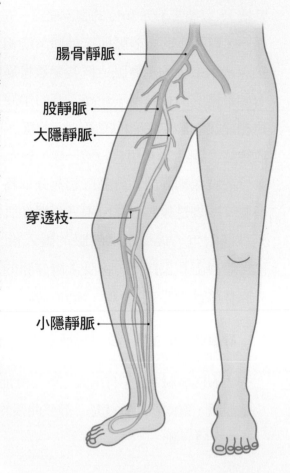

腸骨靜脈

股靜脈

大隱靜脈

穿透枝

小隱靜脈

　　下肢的靜脈主要可分為兩個系統，一是走在肌肉間的「深部靜脈系統」，它攜帶了 90% 以上的腿部血流回到心臟；另一個是遊走在皮下脂肪層的「表淺靜脈系統」，只攜帶不到 10% 的腿部血流。在表淺靜脈的流徑中，有許多的短靜脈與深靜脈系統相連通。這些連接深淺兩系統的短靜脈，稱為穿透枝靜脈。這個結構有如台灣的高速公路，一高二高的中間有許多快速道路相連接，形成綿密的交通網，靜脈內的瓣膜就有如收費站，每隔 30 公里就設置一處，只允許單向通行。

　　下肢深部靜脈，自腳底起兵分二路，一條是前脛靜脈，一條是後脛靜脈。兩者深埋在肌肉層內，上行至膝膕附近，接受小隱靜脈的匯入後，便稱為股靜脈。股靜脈在鼠蹊部，接受大隱靜脈的匯流後，經由外腸骨靜脈導入下腔靜脈，流向心臟。

### 靜脈曲張的主角，表淺靜脈系統

　　「表淺靜脈系統」有兩大主幹，分別是大隱靜脈與小隱靜脈，這兩條血管就是「靜脈曲張的主角」。

● 大隱靜脈

起自足背內踝前，沿著小腿前內側上行，順著
膝蓋、大腿前內側至腹股溝部注入股靜脈；大隱
靜脈是身體上最長的靜脈，是心冠狀動脈繞道
手術最常使用的備用血管。

● 小隱靜脈

起自外側踝之後，沿小腿後側向上行，至膝膕
窩處注入膝靜脈。

這兩大主幹各自匯流許多的小側枝，以收集整個
下肢表皮的靜脈血液。

門診時病人常問到：

「如果大隱靜脈被雷射閉合或手術拿掉，血液流
到哪裡？會不會影響腿部循環？」

由於90%以上的下肢血流是在深靜脈系統，只有
不到10%是經由淺靜脈系統，因此，在深靜脈系統暢
通情況下，淺靜脈系統就顯得並不那麼重要。也就是
說，我們可以抽除大、小隱靜脈而不會引起任何副作
用。反之，如果身負90%重任的深部靜脈系統栓塞了，
就會癱瘓整個下肢循環。

## 穿透枝靜脈系統

穿透枝靜脈，是連接表淺靜脈系統和深靜脈系統的橋樑。主要在大腿及小腿上下內側各有四處，每個穿透枝靜脈有一組瓣膜，瓣膜開向深部靜脈，將血液由淺靜脈流導流向深部靜脈。

## 克服地心引力的肌肉靜脈幫浦

腿部的靜脈系統有著巧妙的設計，讓靜脈血液能夠向上流回到心臟，克服地心引力下拉的挑戰，其中的必要關鍵包括了：

● 健康的靜脈。

● 完整的靜脈瓣膜。

● 強狀的腿部肌肉。

這完美的組合被稱為「肌肉靜脈幫浦」！

當腿部肌肉收縮時，深部靜脈血液會壓向心臟方向流動；在腿部肌肉舒張放鬆時的空檔，深靜脈內壓下降，淺層靜脈的血液會經過穿透枝靜脈，吸引充填到肌肉內的深部靜脈。如此反覆收縮及舒張，配合上

正常的靜脈瓣膜，導引著血液朝心臟單方向的流動。
經由肌肉幫浦的作用，人便可輕而易舉地克服地心引
力的牽絆，靜脈血液就不會堆積在腳底和小腿，反而
是源源不絕的流回心臟。

　　小腿肌肉收縮、放鬆，所產生的擠壓是推動靜脈
血液循環的動力；我們應該經常散步走路，加強腿部
肌肉鍛鍊。強健的小腿可以幫助預防靜脈曲張，對患
者而言，起碼也可減輕靜脈曲張的嚴重程度。

當腳掌
平踩時
肌肉放鬆→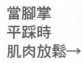

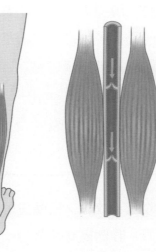

←靜脈瓣膜
　關閉

當腳掌
行走時
肌肉收縮→

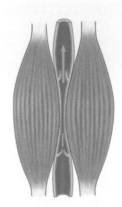

←靜脈瓣膜
　打開

　　靜脈血液要能流動必須有肢體的活動及肌肉收縮的相互配合，一面把血管內的血液推向心臟，一面再搭配靜脈內的瓣膜防止逆流，以確保血液只能往心臟方向進行。

## 防止逆流的靜脈瓣膜

　　腿部的靜脈管腔內，每間隔數公分，就有一組瓣膜。靜脈瓣膜非常薄，外觀透明，屬於雙小葉結構，可自由的在靜脈管腔內擺動。靜脈瓣膜的作用，就像是單一方向開放的閘門或止水閥，每組瓣膜可以抵擋40毫米汞柱的壓力，因此在站立的情況之下，靜脈瓣膜也可以導引血液向心臟端單方向流動。根據統計，每側腿部的大隱靜脈約有 8 組瓣膜，提供了完整的功能保護。

### 終極瓣膜

　　位在腹股溝附近的大隱靜脈內，深淺層靜脈連接處有個「終極瓣膜」，戰略地位最為重要。當婦女懷孕時胎兒壓迫腹腔，或長久站立、體重過重、瓣膜先天

發育不良，最具關鍵性的防守線一旦破壞，在血液逆流的「衝擊效應」壓力下，相連的瓣膜會兵敗如山倒，血管壁慢慢的被撐大，擴張變薄，最後導致靜脈永久性損壞，小腿出現一球球鼓脹的靜脈瘤。這是經年累月、惡性循環後的結果，早在二十年、甚至三十年前，靜脈曲張，早就已經悄悄的開工了。

　　事實上小腿浮現的青筋只是冰山一角，在超音波的檢查掃描下，大腿和腹股溝才是靜脈曲張的源頭。大腿內側的大隱靜脈行走於深部筋膜層，有如擋土牆般的被包覆住，到了小腿部分，靜脈就行走在筋膜層之上，所以在小腿部分的靜脈曲張會向外凸出鼓起，圓鼓鼓的纏繞著雙腿。

## 「原發性」、「次發性」的靜脈曲張

● 正常的靜脈瓣膜能完全封閉，導引血液單方向
流動

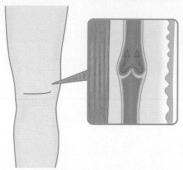

● 損壞的瓣膜無法閉合，血液向下逆流，血管慢
慢的被撐大，形成鼓脹的靜脈瘤

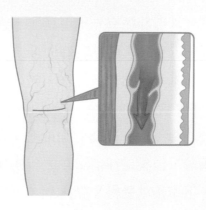

靜脈曲張的成因錯綜複雜，先天不良加上後天失調，可分為原發性和次發性二種：

### 原發性的靜脈曲張

這種類型最為常見，佔了約九成以上。當淺層靜脈系統 (大隱靜脈、小隱靜脈) 的瓣膜率先出現破損病變，出現蚯蚓狀的浮筋，就稱之為「原發性靜脈曲張」。深層靜脈因為周圍有肌肉群的包附，肌肉收縮有助於血液流動，而淺層靜脈因為沒有肌肉保護，血管很容易被撐爆，因而引起靜脈曲張。

### 次發性的靜脈曲張

若是深部靜脈率先出現病變，逐漸向外蔓延至淺層靜脈，就稱為次發性的靜脈曲張。次發性的靜脈曲張原因包括了深部靜脈栓塞、先天性血管異常、外傷及血管骨盤腔腫瘤的壓迫。

32 歲張先生，因為靜脈曲張、左腳腫脹、小腿發黑來看診，他說這種情況在去年過年回屏東時碰上大塞車，下車後就覺得左腳疼痛，可是過年醫院沒開沒

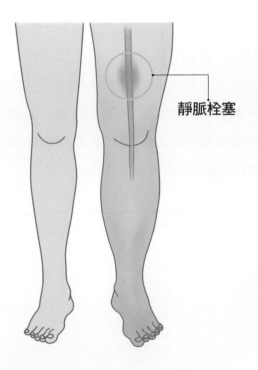

靜脈栓塞

藥吃，整整紅腫了一個月後才逐漸慢慢好轉，今年發現左腳小腿逐漸由下而上發黑，常常發熱發燙，腫到鞋子都穿不下。

　　門診聽到這樣主訴，醫師應該警覺：這是深部靜脈栓塞的病例，因為長時間待在狹小空間，腿部沒有活動伸展血液凝固塞住深部靜脈，會像蜂窩性組織炎腫脹起來。這位病患彩色超音波檢查出現了深部靜脈血液逆流，靜脈瓣膜無法關閉，大隱靜脈有擴張的現象，診斷是次發性的靜脈曲張。

透過醫師診斷，確認「原發性」或「次發性」靜
脈曲張相當的重要；次發性的靜脈曲張代表著深部大
靜脈有問題，不適合手術治療。穿著彈性襪，定期評
估，適時服用抗凝血濟，保持深部靜脈通暢，促進血
液回流是次發性靜脈曲張治療的最高原則。

# 靜脈曲張的嚴重性分級

　　由於下肢靜脈的走向、血流相當複雜，病變的差異性相當的大，要將靜脈曲張的嚴重性分等級，並不是一件容易的事情。因此建立周全的分級準則，區分出疾病的嚴重程度，在靜脈醫學界是相當重要的。

　　在 1994 年，美國靜脈論壇（American Venous Forum）已經建立了一個分級系統，能客觀的評估靜脈曲張的多寡、分布範圍，以及血流動力受損的嚴重程度。隨後於 2004 年，這原本的分級結構下，再制定出更先進的「CEAP 分級系統」。

## CEAP 分級系統

　　由於靜脈曲張是慢性疾病，其呈現的表徵也就千變萬化，輕重不一。臨床上，靜脈曲張可區分為六級，

級數越高，程度越嚴重：第一級是纖細蛛網狀的紅色血絲或網狀青絲；第二級則為出現直徑大於三公釐的靜脈瘤；第三級為上述任一情況，合併下肢水腫；第四級則出現皮膚病變，包括色素沉積，鬱血性皮膚炎 (C4a) 和脂肪皮膚硬化症 (C4b)；第五級為第四級加上已癒合的皮膚潰瘍；第六級則是有尚未癒合的皮膚潰瘍。

　　CEAP 系統可以幫助醫師在短時間內評估出靜脈曲張的嚴重程度，作為醫師學術研究的溝通橋樑。

# C　clinical，臨床表現

臨床表現上，不同的細分，代表不同的意義：

● C0：沒有可見到的靜脈疾病。

● C1：有微血管擴張和網狀靜脈擴張。

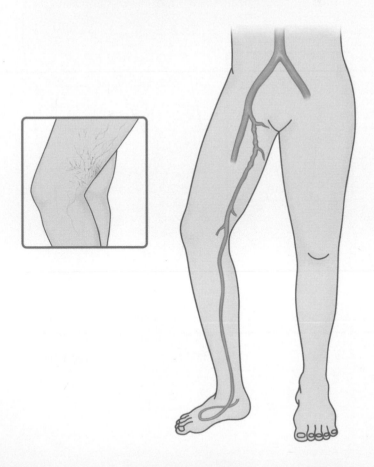

● C2：有蚯蚓般曲張靜脈，直徑大於 3mm。

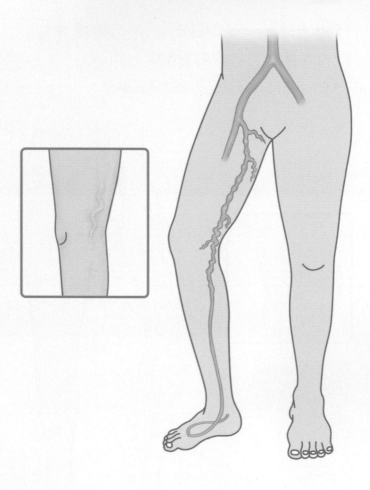

● C3：腿部水腫。

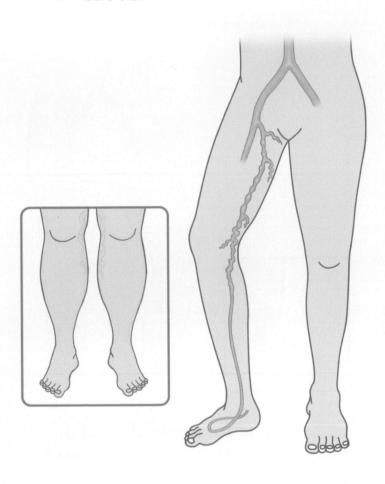

● C4：腿部皮膚濕疹皮膚炎，色素沉澱；腿部脂
　　　肪及真皮層硬化。

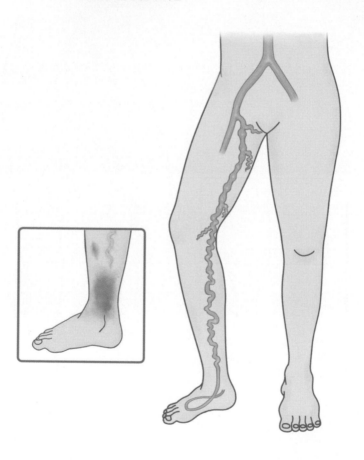

- C5：腿部皮膚病變有已癒合的潰瘍痕跡。
- C6：有活動型、尚未癒合的潰瘍。

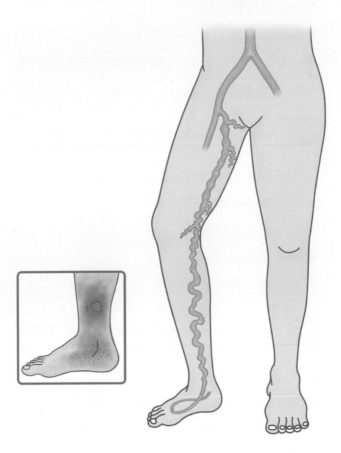

## E Etiology，病因

- Ec：遺傳性。
- Ep：原發性。
- Es：次發性，指深部靜脈栓塞後產生的後遺症。
- En：無法判定。

## A Anatomy distrubution，解剖位置

這是根據超音波檢查後的結果而論：

- As：表淺靜脈。
- Ap：穿透枝靜脈。
- Ad：深部靜脈。
- An：無法判定。

## P Pathophysiological finding，造成病因

- Pr：逆流。
- Po：阻塞。
- Pro：逆流及阻塞。
- Pn：無法判定。

## 病例解讀

　　病人左腳疼痛腫脹、有蚯蚓般的曲張靜脈、皮膚有尚未癒合的新潰瘍。接受超音波檢查後，發現大隱靜脈在膝蓋上、下都有逆流，小腿部位有穿透枝靜脈逆流，但沒有深部靜脈栓塞的病史和徵兆。最終檢查報告將呈現：C6, Ep, As, Pr

　　C6：腿部皮膚病變，有活動型、尚未癒合的潰瘍。

　　Ep：屬原發性。

　　As：表淺靜脈型。

　　Pr：有逆流現象。

　　病人右腳疼痛腫脹、沒有浮現的曲張靜脈、小腿內側皮膚有細絲狀微血管擴張。接受超音波檢查後，沒有深部靜脈栓塞，大隱靜脈，小隱靜脈，穿透枝靜脈皆正常無逆流。檢查報告將呈現：C3, Ep, As, Pn

　　C3：腿部水腫。

　　Ep：屬原發性。

　　As：表淺靜脈型。

　　Pn：無法判定。

　　有了這分級系統，醫師便可以快速的評估治療前後的改善程度；病人有心想多了解疾病的話，也可自行參考。

# 患者也要懂的門診檢查

　　當患者腿部出現像蚯蚓般的靜脈瘤，同時外觀上合併有色素沉著、典型部位濕疹、出血、潰瘍等併發症，診斷靜脈曲張似乎不難，但箇中的學問並不簡單。

　　初次就診，醫師會先聆聽病人描述的症狀來做詳細的病歷記錄，隨後諮詢內容包括發生的時間、服用藥物、有無家族史、血糖、肝腎功能、同時觀察雙腿血管分布情況，並進行觸診來了解是否有水腫或是皮膚硬化，同時比對雙腿的溫度及脈搏的強度，如果有需要，會安排超音波的檢查。

　　許多人覺得靜脈曲張不就是血管凸出來，從外觀就看得一清二楚，為什麼還要安排超音波檢查？其實這個學問可大了，靜脈曲張可以寫上一本厚厚的教科書，還有許多國際的靜脈醫學會，每年開會討論最新

的醫學進展，讓專注處理靜脈疾病的專科醫師能走在
治療最前線，提供最完善的照護。

## 治療程序不對，是復發最常見的原因

　　治療靜脈曲張最重要準則：釜底抽薪，擒賊先擒
王！換句話說，就是找到病因的源頭，由大到小，由
粗到細，由近至遠依序處理。這聽起來像是常識；但
實際上，治療程序不對是復發最常見的原因。

　　許多醫師只做簡易手術移除小腿突出的靜脈瘤，
殊不知 80% 以上的靜脈瘤，都源自於大腿腹股溝附近
的終端靜脈瓣膜破損。專業的靜脈曲張門診，都會配
備有彩色超音波儀，能夠在初次門診當下就進行血管
掃描，詳細的檢視靜脈曲張的嚴重程度和分布範圍，
瓣膜功能損壞的位置，了解嚴重程度之後，病患就能
清楚知道需不需要接受治療？有哪些治療方法可以選
擇？治療方法的優缺點？各種治療方式的風險、副作
用，治療後所需要復原的期間，後續的追蹤計畫，需
要的費用等等，擬定出最適合的個人化治療方針。

## 彩色血流超音波

非侵入性的彩色血流超音波，能夠顯示即時影像，不但無痛，舒適又安全；其實，醫生經常用它在懷孕期間檢查胎兒。

由於每個病人的靜脈曲張都有極大的差異性，因此成功的治療，必須要先準確的定位出靜脈曲張逆流的行經路線，血管影像在超音波檢查之下一覽無遺，是專業醫師不可或缺的幫手，提供了精確的醫學診斷。

有些靜脈位置比較深，行走方向難預測，不易由外觀判斷，在超音波尚未普遍之前，手術中常需要拉大傷口來找尋深處血管；甚至因為開刀處理不夠乾淨，造成日後的復發。　近年來醫療科技的發展，超音波被廣泛應用在靜脈逆流症的診斷、判讀與定位，微創治療手術才迅速發展。尤其是後面幾章所要介紹的「靜

脈內雷射治療法」、「超音波導引泡沫注射療法」等微創技術，更倚賴靜脈超音波的操作。

## 超音波檢查

超音波檢查時，病患需要保持站立姿勢，讓病變的靜脈鼓出，在檢查時要能露出大腿、小腿及足部，讓醫師檢視所有靜脈曲張的全貌，病患最好能穿著或攜帶短褲、安全褲、寬鬆的長褲，千萬不要穿緊身牛仔褲來就醫。

檢查開始時，醫生會在超音波探頭塗上凝膠，從大腿開始進行掃描，螢幕會同步呈現靜脈血管影像，隨後醫生將手按壓患者的小腿及大腿肌肉上，讓血液向心臟方向流動，超音波監視器將顯示藍色流動訊號。當手部釋放壓力，在靜脈瓣膜正常的情況之下，應該不會有血液流動訊號。但是如果靜脈瓣膜有異常，血液將向下往足部逆流，屏幕上將會有紅色流動訊號顯示出來。

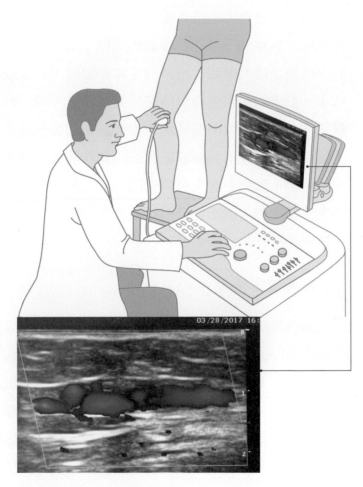

● 紅色和藍色訊號同時出現，表示血液出現混亂
逆流

　　超音波檢查大約需要進行 5-10 分鐘，在檢查結束後就能評估整個下肢曲張靜脈的流向，檢測出何處是靜脈血液逆流的源頭。超音波是專業醫師不可或缺的幫手，扮演的角色就像內科醫師的聽診器。專門從事靜脈疾病治療的醫師應該親自幫病患做超音波檢查，須能快速、準確地判斷靜脈的走向和瓣膜異常滲漏逆流的位置，擬出對病人最適合的治療方針，因為後續的泡沫硬化劑注射治療及血管內雷射手術，也都需要在超音波的引導下同步進行。

### 靜脈造影檢查

　　20 年前的過去，靜脈曲張的評估，是利用靜脈造影檢查（Venogram），將顯影劑注射到患者的腿部血管後，再照射 X 光來顯示靜脈的走向。這種檢查不但疼痛、不方便、有侵入性，而且費用昂貴，注射的顯影劑可能加重腎臟負擔，現在已鮮少使用。至於電腦斷層或是核磁共振檢查，只有在動靜脈畸形的特殊情況下才使用。

## 氣動式容積量測

另外還有一種測量及定量小腿循環生理功能的儀器，稱為氣動式容積量測儀（Air plethysmography），可以用來量測腿部肌肉的壓縮功能，並判定腿部靜脈是逆流或是阻塞。操作法是將小腿部放進一個類似血壓計的打氣套筒，腳尖有如打拍子一樣上下踩放 20 下左右，就可以偵測到血流量的細微變化，計算出小腿循環功能。在病患有靜脈潰瘍的情況之下，這個檢查幾乎都可以偵測到血液循環的異常。

# 靜脈曲張的七大寇

　　不是女性才有靜脈曲張！

　　不論男女，每個年齡層都可能產生靜脈曲張，造成靜脈曲張原因十分複雜，不同年齡層有不同的因素，不全然是長期站立所造成；臨床表現也各不相同，不能一概論之。坊間傳說：「雙腿交叉容易引起微血管擴張和靜脈曲張。」事實上並沒有醫學證據顯示雙腿交叉會造成腿部靜脈曲張。

## 遺傳

　　直系血親如父母，祖父母或兄弟姐妹中，若有人靜脈曲張，本身出現靜脈曲張的機會較高，雙親都有靜脈曲張，85% 的子女也會罹患靜脈曲張。若只有父親或母親有靜脈曲張，大約有 40% 的子女也會罹患靜

脈曲張。且研究發現，家族性患者血管壁的彈力纖維數量較少，靜脈瓣膜先天即較為薄弱，年紀輕輕就可能會發生靜脈曲張，而且通常較為嚴重。

## 年齡

　　隨著年齡增長，組織器官功能退化，下肢靜脈瓣膜也會逐漸鬆弛、發生靜脈曲張和微血管擴張的機會隨之越來越高。根據統計，超過 80 歲的老年人有 5% 患有嚴重性的靜脈潰瘍，高於平均年齡層的 3 倍。來找我手術的患者，平均就醫的年齡是 58 歲，而且年紀越大越嚴重。

## 過度肥胖

　　雖然瘦的人也會靜脈曲張和微血管擴張，但過度肥胖，確實會提高疾病風險。肥胖會造成腹壓上升，下盤負荷過重，影響腿部血液靜脈的回流，減弱肌肉幫浦的力量，靜脈血液因此堆積在下肢，靜脈曲張因而加重。如果能控制體重，靜脈曲張的治療效果會比較好，也可減少疾病復發的機會。

## 女性

女性靜脈曲張的發生率，是男性的 3 倍，換句話說，靜脈曲張的患者中，約 75% 是女性。女性微血管擴張的發生率更高，大約是男性的 5 倍。這有可能是因為懷孕及女性荷爾蒙所造成，服用避孕藥，也是因素之一。

### 久坐久立，缺乏運動

需要長時間站立工作的人，容易引起靜脈曲張，就像是老師、櫃姐、餐飲服務業、美容美髮師、空服員、護理人員、技術作業員等等。

科學數據顯示，如果立正站立，像站衛兵般一動也不動，3 分鐘之後腿部的靜脈壓力就會達到最高值，血液就會堆積在腳底。踮踮腳、走動一下，任何能讓小腿肌肉收縮的動作，都可以壓縮腿部靜脈血液回流到

心臟，解除血管壓力性的傷害。

上班時間，養成穿上第一級保養型小腿彈性襪的好習慣，隨時抽空離開電腦和辦公桌，起來走一走，活動筋骨，對雙腿的健康大有益處。

## 腿部外傷

當腿部曾經發生過骨折、創傷，或是接受手術，局部的動靜脈有可能受損，造成靜脈瓣膜的破壞而產生血液逆流，或是引起腿部深部靜脈栓塞，最終導致次發性的靜脈曲張。

## 懷孕多胎妊娠

很多病患陳訴她們的靜脈曲張，是懷孕時才逐漸浮顯出來。事實上，懷孕期間會出現劇烈的生理血流動力學變化，每一次的懷孕都會增加腿部靜脈的負荷。女性荷爾蒙會使血管平滑肌放鬆，容納更多血液提供胎兒更多營養。隨著肚子內的胎兒逐漸成長，骨盆腔的靜脈會被壓迫，靜脈回流受阻，下肢靜脈也鬆

弛擴張，血液積壓在下半身和腿部，出現血液逆流，造成腿部水腫，增加靜脈曲張發生的可能性。

　　根據統計：只生一個小孩的媽媽，在未來有 13% 會發生靜脈曲張，生兩個小孩的媽媽，就增加到 30%，如果是多產的媽媽，就有高達 50% 的機會在 10-20 年後出現靜脈曲張。

　　懷孕後期是腿部所承受壓力最大的時候，通常體重會增加 10 公斤以上，全身也增加多達 50% 的血液總量，這些會將腿部靜脈撐大，甚至出現疼痛的靜脈血栓；疼痛、腫脹等症狀往往伴隨而來。建議在懷孕期間能習慣性穿著小腿或大腿彈性襪，延緩血管疾病的進展，減少血液凝塊的風險，緩解腿部腫脹和不適；雖然穿彈性襪稍有不適，但對健康還是好處多多。

第三章

# 不再被視為畏途的微創手術

# 住院清除靜脈瘤

　　當靜脈曲張已經痠痛腫脹、青筋外浮、影響到生活作息和外觀，就需要醫師專業的意見，評估雙腳健康，找出病因和擬定最適合的治療方針。如果拖延到嚴重的靜脈曲張，皮膚搔癢，變黑變硬，潰瘍及出血，此時再先進的醫療技術和高明的醫師，也沒有辦法扭轉乾坤，早期就醫早期治療才是最好的因應之道。

　　原發性的大／小隱靜脈曲張逆流，會嚴重影響循環，把病變血管去除掉，可以將血液導向正常的深部靜脈，整體血液循環會更流暢，對腿部的健康有極大的益處。

## 靜脈主幹抽除手術

　　傳統的大隱靜脈高位結紮及剝離抽除術，又稱為

「靜脈主幹抽除手術」，需要住院並在全身或半身麻醉下施行。首先醫師在患側腹股溝鼠蹊部，大隱靜脈正上方的皮膚，做一道約 3-5 公分的橫切口，先找到大隱靜脈的五個分枝後，逐一結紮斷離，再將病變擴張的大隱靜脈主幹和股靜脈分離開來。隨後醫師會將抽除器（鋼絲）置入大隱靜脈之內，向下穿到膝蓋附近，鋼絲從膝蓋部位皮膚小切口露出後，在鋼絲後端鎖上一個錐頭以防血管脫落，在鋼絲另一端鎖上手把，隨後向後拉，便可將整條病變的大隱靜脈抽除。

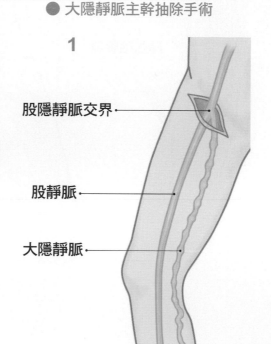

● 大隱靜脈主幹抽除手術

1

股隱靜脈交界

股靜脈

大隱靜脈

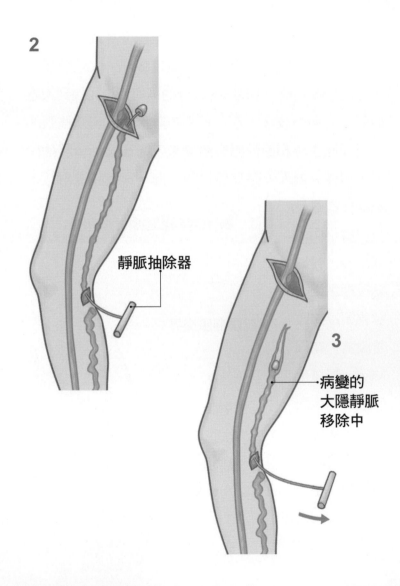

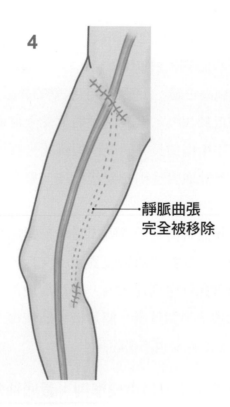

小腿部分，錯縱複雜的曲張分枝，就要在腳內側踝前及血管突出的地方，做許多約 1-2 公分切口逐一抽除。傷口在縫合包紮後綁上彈性繃帶。

通常病人在手術前一天住院，接受抽血、心電圖、胸部 X 光等檢查，做好全身或半身脊椎麻醉所需要的

基本檢驗，如果手術之後恢復情況良好，2-3 天就可以拆除繃帶，改穿彈性襪出院。

手術施術正確，便能將所有病變的靜脈去除，5 年內復發率低於 30%，但缺點是須承受全身或半身麻醉的風險，手術傷口長，術後恢復時間也長，術後合併症也多，剝除血管易引起術後疼痛、瘀血，比較容易引發傷口癒合不良或感染。

在分離血管與其周邊的組織時，難免影響到附近的神經而引發局部皮膚感覺異常；文獻統計，感覺神經受到影響比例可高達 25%。因為術後疼痛，許多病患都在休養了半個月至一個月後才能恢復上班，傷口較大，留下的疤痕也不美觀。

## 靜脈曲張治療最重要準則：釜底抽薪

治療靜脈曲張最重要準則就是：釜底抽薪！找到病因的源頭，由大到小、粗到細，由近至遠依序處理；治標又治本，將復發的機會減到最低。

邱女士是一位 58 歲的家庭主婦，有三個小孩，在懷第三胎時，在雙側小腿出現許多浮出的青筋，但產

後逐漸消退不見。20年後在左側小腿出現了靜脈曲張，最近小腿開始發熱發癢，擦過了許多藥膏還是沒有改善。

來門診時，發現邱女士左腿內側有著如大拇指一樣粗的靜脈曲張浮現，向下延伸到小腿肚，腳踝內側有明顯的微血管擴張，彩色超音波檢查發現左大腿大隱靜脈明顯擴張，直徑約一公分，從腹股溝開始就有嚴重的逆流現象。

從病史可以發現多胎懷孕，是靜脈曲張的重要因子，在胎兒在腹部的壓迫下，懷孕後期會出現明顯的靜脈曲張，但是生產完後全身血流量減少，血管稍微回縮到正常，20年後才又慢慢惡化浮現。

邱女士左腿出現腫脹和鬱血性皮膚炎，已經是第四級的重度靜脈曲張，大隱靜脈有明顯逆流，這時候可以選擇傳統「靜脈主幹抽除手術」或隨後要介紹的「血管內雷射手術」。

靜脈曲張治療不能頭痛醫頭，腳痛醫腳，只做簡易手術移除小腿突出的靜脈瘤，殊不知 80% 以上的靜脈瘤，都源自於大腿腹股溝附近的大隱靜脈。因此在初次門診時就能進行彩色血流超音波檢查，詳細檢視靜脈曲張的嚴重程度和所影響範圍，擬定完善的治療方針。

# 門診的微創手術，光纖雷射

傳統的「靜脈主幹抽除手術」，成效一直未盡理想，非但醫師對治療結果深感挫折，病患對於住院進開刀房，加上全身或半身麻醉的心理恐懼，還有「抽腳筋」術後的疼痛，常常深受驚嚇，再也不敢住院處理另一腳，親朋好友之間以訛傳訛，常使得病患延誤了治療的時機。

2000 年起，關鍵性的雷射光纖材料開發成功，再加入彩色都卜勒超音波的廣泛使用，經過了眾多案例的追蹤，血管內雷射手術在 2002 年，得到美國 FDA 通過。隨後的長期研究顯示，血管內雷射手術在經驗豐富的醫師執行下，5 年成功率可達 95%，證實能有效的治療下肢靜脈曲張。

## 「膨脹式」的局部麻醉

1946 年，局部麻醉劑——利多卡因（Lidocaine）發明後，由於方便安全，能有效地暫時解除疼痛，所以在皮膚科、眼科、婦科、牙科和一些小手術應用非常普遍。可惜的是利多卡因最高安全劑量只有每公斤體重 7 毫克，麻醉範圍有限，對於大區域的手術，只使用局部麻醉通常不夠。

為了解決局部麻醉範圍不夠大的限制，1986 年美國皮膚科醫師 Dr. Klein 發表皮下膨脹式局部麻醉法 (Tumescent anesthesia)，在病人完全清醒之下，進行全身抽脂手術。

膨脹式麻醉劑包含大量的生理食鹽水，低濃度的利多卡因，還有血管收縮素，能讓麻醉劑的效果緩慢釋放出來。這種特殊的配方，局部麻醉劑的安全劑量可達到每公斤體重 35 毫克，比一般足足高了 5 倍，提供抽脂手術所需要超大範圍的局部麻醉，病患在術後可立即下床走動，從此後，抽脂變成了不需要住院的門診手術。這跨世紀的膨脹式局部麻醉法，在今日也

被運用在下肢靜脈治療。患者完全清醒，就可以執行接下來將介紹的靜脈內雷射手術。

## 血管內雷射手術

新雷射技術主要優點，是在局部麻醉下進行的門診微創手術。雷射光纖從大腿內側，由導針置入曲張的靜脈內，幾乎沒有傷口。術後穿上彈性襪能立刻下床行走，快速復原，當天即可回家。靜脈曲張手術從此真正進入「行動式治療」的新時代。

雷射光纖能將雷射能量直接導引入曲張的靜脈之中，光纖尖端能強烈聚焦，釋放單波長雷射光束。由於血管及血管周圍組織含有大量的水分及血紅素，當雷射光能被吸收轉為熱能後，血管壁會瞬間收縮閉合，血液停止逆流。雷射組織的熱效應，會刺激血管壁纖維母細胞，產生新的膠原蛋白，引發靜脈曲張的血管二次再收縮，隨後逐漸產生纖維化，在數月後完全消失。

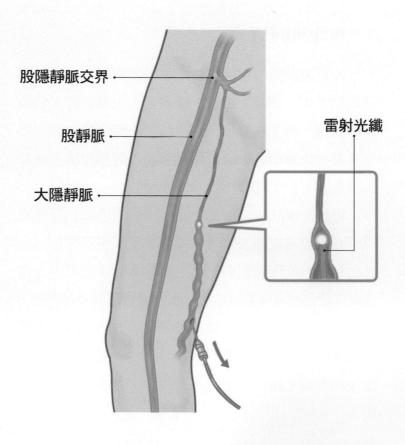

## 手術步驟

雷射手術開始之前，患者要稍稍站立一分鐘，讓靜脈瘤明顯地浮出來，好讓醫師在清楚觀察靜脈的走向之後，能用手術專用筆將要除去的靜脈瘤標示出來。緊接著做超音波掃描，再次精準定位靜脈的走向、評估導針及雷射光纖的尺寸、長度，及最佳置入點。

在充分清潔消毒後，患者平躺，並在腿部周圍包覆上無菌布單，完成無菌的手術準備工作。在預定光纖導管置入點附近的皮膚（通常是在膝內側），稍稍施打少量局部麻醉劑，隨後置入導引針或作一小切口，將導管及雷射光纖精確的置入大隱靜脈血管內，慢慢向上，最後定位到腹股溝下方一公分處，完成前置作業。

接著在血管周圍施打中性微溫的膨脹麻醉劑，它不但有很好的局部麻醉效果，也能同時保護神經、皮膚，避免雷射熱傷害。局部麻醉完成後，即可將手術燈調暗，啟動雷射進行治療，配合光纖自動回抽裝置，穩定的釋放雷射光束能量，靜脈曲張的血管壁隨之收

縮，閉合和密封。原本異常逆流的血液將立即停止，血流重新導向到鄰近具有正常靜脈瓣膜的血管，血液循環再次回到正常。

　　治療結束後，撤出導管光纖，手術室燈光重新打開，入針處貼上美容膠帶，最後在小腿注射少許的泡沫硬化劑來加強效果，手術就完成了。如果以雷射在血管內作用的時間來說，大約只有幾分鐘，加上術前超音波檢查與術後包紮的時間，依病患情況的複雜程度，整個療程約需一小時。病患術後只要穿上預先準備的彈性襪，稍加休息即可回家。通常病患在 1-2 天後即可返回工作。

　　我們在 2006 年於國際知名的《皮膚外科》期刊（*Dermatologic Surgery* 2006;32:1453~7）發表以自動光纖、血管內冷觸雷射治療下肢靜脈區張病患的經驗成果：50 位病患術後平均追蹤 13.1 個月，有 94% 的大隱靜脈能達到完全閉鎖，沒有發生逆流的現象。測量股隱靜脈交界處下 3 公分的位置，大隱靜脈直徑在術後第二天縮小至原直徑的 81%，在第一個月縮小至 75%，在第三個月縮小至 48%，在第五個月縮小至 39%；在

術後平均 5.8 個月後，大隱靜脈會轉變為纖維化細絲，最終被人體完全吸收消失。

　　這份報告顯示血管內雷射能造成血管瞬間收縮，有效的封閉大隱靜脈。1320 毫米波長雷射熱能溫和，只要以低能量就可以將靜脈曲張血管閉合，不會造成血管壁穿孔和瘀青。

　　近 10 年來，不同波長的雷射平台相繼研發上市，例如 810、940、980, 1430 毫米的二極體雷射，以及 1064 毫米鉫雅各雷射等。至今雷射手術佔全球靜脈曲張手術的 85%，並且持續不斷的增加，已經遠遠取代了傳統大隱靜脈幹抽除手術。

## 手術當天

　　如果有糖尿病，高血壓、心臟疾病、氣喘、藥物過敏等，應在首次門診時就要告知醫師，若最近病情並不穩定，必須按時服藥，先將病情控制穩定後，再接受靜脈曲張手術。若有服用阿斯匹靈等抗凝血劑的患者，需要暫停使用抗凝血劑三天；避免治療後出現血腫。由於是局部麻醉手術，手術前並不需要禁食。

　　手術當天最好有親友陪伴前來，幫忙打理；請穿著寬鬆的長褲或長裙，並務必將彈性襪帶來，因為術後要立刻穿上並走動 30 分鐘，促進血液循環，隨後無恙後即可回家，隔天穿著彈性襪就可去上班，但如果能在家多休息兩天，生活步調稍稍放慢，那就再好也不過了。局部麻醉的效果大約可以維持 2-3 個小時，或許會感覺到痠痛及不舒服的感覺，服用醫師處方的消炎止痛藥就會舒緩許多。

## 術後的日常照護

### 穿彈性襪

　　穿彈性襪是為了促進術後血液循環，加快癒合速度和減少血液凝塊，治療後彈性襪必須連續穿至少 24 小時，若實在不舒服無法入睡，可於睡覺時脫下，但起床後要立即穿上。到底要穿小腿襪、大腿襪或連身褲襪，就要視靜脈曲張的分布及影響範圍，在醫師建議之下選用。若是使用大腿襪或連身褲襪，那一周之後就可以改回較容易穿的小腿彈性襪，兩個月可達到

最佳的治療效果。晚間睡覺，沖澡時可以脫下，如果皮膚有傷口或潰瘍，可改用彈性繃帶包紮。

### 洗澡

由於術後當天必須連續穿著彈性襪 24 小時，不要淋浴沖澡。治療後兩周內要避免浴缸泡澡和洗溫泉，因為長時間的高溫會使腿部血管過度擴張。

雷射手術後，皮膚在光纖導引針置入的小針孔或切口點可能會有些許粉紅色滲出液，可以擦上消炎藥膏或優碘，再覆蓋上小紗布或 OK 繃。術後隔天淋浴前可先行貼上便利店或醫療器材行購買的防水貼布（3M 克淋濕）隔離，淋浴後可隨即移除，擦乾重新換藥即可。

### 運動

治療當天隨即可以自由活動、行走，生活一切照舊，只要能穿著彈性襪，大部分的運動都可以，但兩周內要暫時避免舉重、有氧拳擊、籃球網球等劇烈運動。千萬記得不可只躺在沙發上看電視，因為雙腿靜止不動，會容易使血液凝集，影響血液循環，產生深

部靜脈栓塞。散步、健走、騎腳踏車每天 10-20 分鐘，可以加強腿部肌肉的力量，雙腿復原會更快。有氧舞蹈、瑜伽、跑步、爬山、游泳、健身房的運動等，術後兩周後就可以逐漸回復。

### 旅行、開車

如果雙腿沒有特別不舒服的感覺，通常手術後 24 小時內就可以開車；但是如果雙腿仍然疼痛，還是請別人代勞比較安全。手術後一周後就可以小旅行，但是要穿上彈性襪。如果搭長途飛機或坐車，每超過一個小時，要起來走動走動，促進血液循環，預防深部靜脈栓塞。

### 回診

雷射後一周內必須回診，檢查是否有傷口照顧不良感染，彈性襪穿著不適、過敏的情況。靜脈瘤在治療之後，會產生暫時的瘀血凝集、紅腫疼痛的現象，要盡快將瘀血擠出排空，才能加速癒合。根據個別患者的情況，像是皮膚潰瘍濕疹，嚴重靜脈曲張的患者

就必須要多次回診。

在大腿內側雷射的部位，會出現輕微腫脹、瘀青、壓痛感，大約兩周會逐漸消散。由於雷射過後的血管會逐漸纖維化，最終被人體完全吸收消失，這三到六個月大腿內側會稍有拉扯緊繃的感覺。

和傳統靜脈抽除手術比較起來，血管內雷射手術已被證明是更安全的治療選擇，副作用相當少見。不過手術仍有少部分患者可能發生傷口照顧不良、細菌感染、血腫等，嚴重性的傷口感染相當罕見。

在局部膨脹麻醉，患者清醒的方式下進行血管內雷射手術，術後能立刻下床走動，深部靜脈栓塞和肺部血栓的情況可以降到最低，大約只有不到五千分之一的比例會發生。但是如果手術醫師不熟悉彩色超音波的操作，在全身和半身麻醉下進行雷射手術，那麼皮膚灼傷及深部靜脈栓塞的比率可高達 2%。

膨脹麻醉劑在超音波目視導引下，精準注射在血管周圍，能將行走血管周圍的神經分離，避免了傳統靜脈抽除手術後神經麻木的副作用。也因此 2016 年的英國靜脈學會所訂定的治療共識中，將局部麻醉下執

行的血管內手術訂定為第一線選擇。微創小切口、更快、更精準的雷射手術，在 21 世紀已成為靜脈曲張治療的金科玉律。

### 局部麻醉減痛小撇步

面對微創手術，病人常問：「手術時會不會痛？」
當然不會！
但是，打麻藥的時候，會！

許多醫師嘗試使用極細針頭，或是極慢速度注射，來減少施打局部麻醉劑時的疼痛感，但是這些方法效果都有限。事實上，疼痛感的產生不是在進針的一剎那，反而是注射的藥物在皮下所刺激引起。人體的疼痛神經對於「酸」和「冷」相當敏感，像是喝到冰涼的檸檬汁，蛀牙就痠痛得受不了。感覺神經末梢接受器，很容易被酸性的氫離子激發引起痛感，而局部麻醉劑主要成分利多卡因，就是一種 pH 4.8 的酸性藥物，所以注射時就會引發強烈疼痛感。

末梢疼痛神經也有敏銳的溫度接受器，當溫度高於 43℃ 或低於 28℃ 時，會被激發引起痛感。所以當暴露在低溫下，會有寒風刺骨的痛感；相反，如果浸泡在 38-40℃ 溫泉中，就會有幸福的滿足感。如果將局部麻藥調整至中性，同時將其稍稍加溫，注射時的疼痛感就能大幅的減少。

　　腿部的靜脈曲張，在注射中性及溫熱的局部膨脹麻醉劑之後，便可進行減痛血管內雷射。由於精確注射在血管周圍，溫熱的局部麻醉劑隔開了血管周圍的神經和皮膚組織，在血管內的雷射光束也更為集中，加速血管閉合，大幅減少術後疼痛不適感。手術快、不需住院、痛感低、傷口小等優點，讓許多畏懼手術的病患能安心面對治療。我們這減痛的局部麻醉技術，也發表在 2006 年的《皮膚外科》期刊（*Dermatologic Surgery* 2006: 32, 1121-1125）。

# 血管內射頻「燒灼手術」

　　血管內射頻燒灼手術（EVRA）的操作，和血管內雷射手術幾乎相同，首先將探頭放置入靜脈曲張的血管內，在確定放入股隱靜脈交界處後，慢慢將探頭回拉，前端產生的高射頻電流可轉換成為熱能，讓血管收縮閉合，將逆流的大隱靜脈予以封閉，達到治療效果。

　　利用電流產生熱能來燒灼血管，讓凸出的靜脈曲張收縮閉合，這種手術觀念在 40 年前就已經萌芽，因為外科手術時就是用電燒來止血。許多醫師嘗試用電燒針來燒灼曲張的靜脈，但是因為電流能量無法掌控，燒灼的同時常傷及血管周邊的神經及皮膚，引起皮膚灼傷，神經受損，局部感覺喪失等副作用，因此這個方法在技術上一直無法克服，難以運用到臨床患者。

　　直到 1999 年，內建回饋控制晶片，能自動調整能

量的高射頻熱能儀問世後，終在 2002 年通過美國 FDA
許可來治療靜脈曲張。探頭尖端的溫度能精確控制在
95℃，封閉病患靜脈血管。經過改良，新一代的儀器
（維納斯系統）更加穩定，操作速度更快。

## 90% 的血管，在兩年後仍能保持封閉

　　血管內射頻燒灼手術也是在局部麻醉進行，大約
一個小時內可以完成。術後同樣必須要穿著彈性襪，
其他術前術後注意的事項也相同。臨床研究報告顯示
有90%的血管在兩年後仍保持封閉，效果也相當優異。

　　若是靜脈直徑小於 3mm，過度扭曲，或是血管內
部有血栓，阻礙雷射光纖置入，當然就沒有辦法進行
手術，注射泡沫硬化劑或傳統靜脈幹抽除手術，可能
是適合的處理方式。此外還必須確定沒有深部靜脈栓
塞，下肢淋巴水腫、周邊動脈過度狹窄硬化，否則雷
射過後，會造成嚴重循環系統障礙。

# 迷你微創鉤除手術

　　歐洲醫師對靜脈曲張手術的研究一向不遺餘力，尤其是瑞士、德國及義大利。1960 年由瑞士醫師 Robert Muller 所創始的迷你微創鉤除手術，也稱為活動式靜脈抽除手術 (Ambulatory Phlebectomy)。

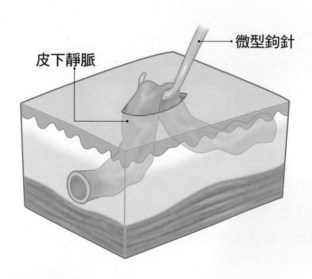

皮下靜脈　　　　　　　微型鉤針

## 活動式靜脈抽除手術

「活動式手術」指的是手術完成後立即可走動；有些醫師將它翻譯為「顯微手術」，但這並不是在顯微鏡下操作的手術，而是描述手術刀口之迷你，只有 1-2 毫米的小切口。

手術的做法是先將局部膨脹麻醉劑注射到血管的周圍，等待 5 分鐘充分作用之後，在靜脈瘤上方皮膚做 1-2 毫米的微創小切口，隨後使用特殊的 Muller、Ramelet、Oesch 微型鉤針，將靜脈一段段的鉤出，除去扭曲突起的靜脈曲張。術後傷口會自然的癒合，免縫線，紗布包覆後，穿上彈性襪或纏上彈性繃帶，便可起身走動，在有經驗的醫生執行下效果優益。醫學期刊及論文研究，也證實這是靜脈曲張有效的手術方法之一，在世界各醫院廣泛採用。由於傷口很小，有如蚊蟲叮咬，在歐美各地廣為使用。

活動式靜脈抽除手術，可以有效除去小腿肚浮出的靜脈瘤，但由於大部分的靜脈曲張是起源於腹股溝，深深埋藏在大腿內側的大隱靜脈，要根治就必須合併

血管內雷射手術或靜脈幹抽除手術。

## 不推薦的「光透視靜脈動力抽除」

光透視靜脈動力抽除系統（Trivex ™），是一種專門針對小腿靜脈曲張所設計的特殊內視鏡，它也可在膨脹式局部麻醉下施行。

手術的做法是將內視鏡系統光源導入皮下組織，這個強力光源就有如皮影戲的強力背光一樣，可協助醫師透視，清楚定位出靜脈的走向。當完成定位，隨後就可用小型動力輔助旋轉刀將曲張靜脈刮除及吸出體外。這個方法雖然切口小，切口少，但有高比例的神經損傷，風險大，並不推薦採用。

## 越來越少被採用「筋膜下內視鏡穿透枝手術」

在小腿部分有皮膚潰瘍的嚴重型靜脈曲張，常常可以在潰瘍附近發現腫脹的穿透枝靜脈，造成血液循環混亂。筋膜下內視鏡穿透枝手術（SEPS）或林頓氏手術 (Linton Procedure) 目的是將穿透枝靜脈結紮，阻逆流，把深層和淺層靜脈系統隔絕。整個手術需要全

身或半身的麻醉，皮膚潰瘍的小腿通常硬化腫脹，手
術後約 25% 左右病人反而傷口更難癒合，而且有 7%
的患者，在接受筋膜下內視鏡手術後會產生神經痛的
現象，所以已經越來越少被採用。

## 多管齊下，全方位治療

　　靜脈曲張的治療，如同其他疾病，並沒有一種療
法是適用於所有病患，也沒有一種手術就可以解決所
有問題，必須要多管齊下。靜脈有粗有細，分布範圍
也不同，每一個患者，均須經過詳細審視靜脈曲張嚴
重程度，檢查靜脈瓣功能後，方能決定個別的最佳治
療方式。

　　大腿內側大隱靜脈在血管雷射手術之後，有些靜
脈分支會自發地收縮，回復正常。但是位於小腿殘留
凸出的靜脈瘤，因為遭到長時期的破壞，無法回復，
如果沒有處理，讓它們逍遙法外，不但美觀問題沒有
辦法解決，之後一定會復發，引起疼痛、腫脹，甚至
出血。因此小腿部殘留的靜脈瘤，要同時加強處理，
進行全方位完整的治療。

　　我個人很少單單做「血管內雷射手術」、「血管內射頻手術」，絕大多數會併行「迷你微創鉤除手術」與隨後要介紹的「泡沫硬化劑注射」，畢其功於一役。

● 超音波導引「泡沫硬化劑注射」

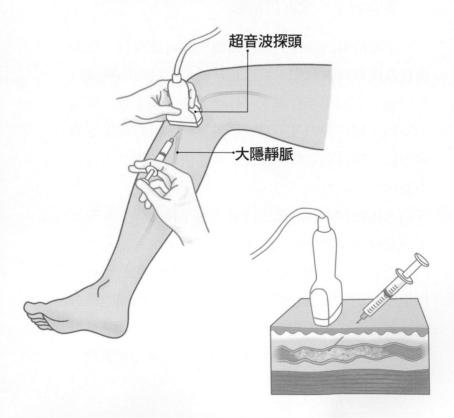

超音波探頭

大隱靜脈

# 全面清除靜脈瘤
# 泡沫硬化治療

　　不用麻醉，在門診 5 分鐘時間就可以完成，這是在超音波導引下的泡沫硬化治療（Foam Sclerotherapy）。

　　血管內雷射手術雖然效果佳，但還是需要局部麻醉，整個過程包括消毒，包紮也需要一個小時左右，部分年紀較大的患者，光是想到「手術」兩個字，連出門都不肯。門診的泡沫硬化劑注射，過程只需要數分鐘，不用住院，不用動刀，疼痛度低，可達到立即封閉靜脈的效果，注射之後病患只要平躺 3 分鐘，穿上準備好的彈性襪、即可回家，回復日常活動，在專業醫師挑選適當硬化劑濃度的執行下，療效不亞於傳統的全身麻醉靜脈幹抽除手術。

　　雖然復發機會較血管內雷射手術高，5 年復發的機率大概是 30%，但在復發的情況下，只要再次注射，

絕大多數皆可得到良好的效果。對堅持不願接受手術，
或是不適合接受手術的患者來說，泡沫硬化劑注射是
另一種治療的好選擇。

### 超音波引導注射

　　病患接受彩色超音波檢查之後，依逆流處的位置，
由近端靜脈注射到遠端靜脈，先注射大的靜脈，再注
射小的靜脈，依此順序循序治療，讓已經擴張變形的
靜脈瘤，產生收縮及纖維化，達到閉合的效果，解除
靜脈曲張所引起的症狀。由於泡沫在超音波下會有明
亮的訊號，注射之後，可以很清楚的監測到硬化劑流
動的即時影像，精確治療到各個血液逆流之處，配合
穿透枝靜脈定位壓迫法，深部靜脈栓塞副作用可降到
千分之一以下。

　　當患者年紀過高，或者是控制不佳的糖尿病、高
血壓病人，對麻醉藥過敏，血管過度彎曲或腿部潰瘍

等，並不適合雷射手術的考量之下，超音波引導泡沫硬化劑注射，是我常採用的治療方法。在大多數情況下，潰瘍在幾個星期會癒合。

## 年長者與慢性病患的首選治療方式

有位 72 歲的老先生在夜市賣滷味，已經站了 20 年，因為右側小腿腳踝皮膚變硬又痛，已經出現兩公分寬的傷口，三個月都還沒好。

從病史可以發現靜脈曲張和長期站立、抬重物有關。夜市賣滷味實在是太熱，老先生從沒穿過彈性襪，一直拖到右腿出現皮膚潰瘍，已經最嚴重的第六級；而他也因有高血壓、糖尿病，非常害怕去手術。彩色超音波檢查時，發現老先生大隱靜脈擴張，血管直徑 0.8 公分，有明顯逆流，小腿潰瘍旁邊有許多穿透枝靜脈擴張，沒有深部靜脈栓塞和逆流，屬於原發性的靜脈曲張。

高血壓加上糖尿病，年紀大又害怕來醫院看診，可是皮膚已經潰瘍，不處理不行，全身或半身麻醉的

「靜脈抽除手術」，以老先生病況來評估已不予考慮。可選擇的處理方式，便是沒有傷口，不用麻醉的「超音波導引硬化劑注射」。三分鐘快速完成，血壓也不會因為過度緊張竄高，雖然復發率稍高，但只要定期追蹤，一但發現有尚未關閉的血管，再補打針就可解決。

## 硬化治療是歷史悠久的醫學技術

這個名詞源自希臘字「鞏膜」，意味著硬化。硬化治療的原理，是將硬化劑用很微細的針直接注入異常曲張的靜脈，破壞血管內壁細胞，使靜脈管壁收縮和封閉，最終被吸收、消失。

早在 150 年前，歐洲醫師就已經開始嘗試注射各種不同的藥物來治療靜脈曲張。1853 年，他們將「含鐵的氯化物溶液」注射到靜脈瘤中，發現腿部浮出的靜脈曲張隨後發炎，硬化，緊接著竟然可以加速足部潰瘍癒合。這個偶然的發現鼓舞了許多醫師，隨後各式各樣的藥物，例如碘化合物溶液、水楊酸溶液、苯酚、酒精、羧酸、奎寧，甚至抗梅毒藥物等，紛紛被嘗試當作硬化劑來使用。在不斷的改良和濃度調整，

高濃度食鹽水及 Sodium Morrheaute 成為當時最常使用
的硬化劑。

　　高濃度食鹽水是濃度高達 23.4% 的氯化鈉溶液，
可以造成細胞脫水，改變細胞膜蛋白質活性，破壞血
管內皮細胞，從 1920 年代開始被用來治療靜脈曲張。
但是許多醫師陸續發表了他們長期觀察的結果，發現
高達 60% 的病患在接受高濃度食鹽水注射後仍然會復
發。

　　1930 年代，全身麻醉技術帶動了手術蓬勃發展，
醫師們開始熱中於發展各種外科手術，新型硬化劑開
發腳步就慢了下來，硬化治療技術也逐漸被遺忘。這
個情況一直到 1993 年義大利醫師 Juan Cabrera 發表製
造泡沫硬化劑的方法及技術之後，情勢就此大幅扭轉，
靜脈曲張的治療又向前跨進一大步。

　　完美的硬化劑，特點應該包括：沒有毒性、不會
引起過敏反應、不會組織壞死皮膚潰瘍、注射時不會

疼痛、對各種大小靜脈曲張皆有效。

　　現今在歐美及國內的靜脈專家最普遍採用的硬化劑是由英國藥廠所製造的 Sotradecol（十四烷基硫酸鈉），品名是 Fibrovein。具有介面活性劑化學結構的特性，能破壞細胞膜的雙脂質層，細胞膜溶解後，血管內皮細胞會逐漸凋亡，達到封閉血管的作用。這是美國 FDA 少數核准的硬化劑用藥，有 3%、1%、0.5%、0.2%……不同濃度，適合治療粗細不同的靜脈血管。

　　還有一種常用的硬化劑 Polidocanol「聚多卡醇」，1960 年代由德國製造，是歐洲最受歡迎的藥物。和 Sotradecol 一樣，它具有介面活性劑的特性，於 2008 年通過美國 FDA 審核後於美國上市，品名為 Asclera，效果與 Sotradecol 類似，最大優點是注射疼痛感更低，獲得越來越多醫師採用。

　　這兩種硬化劑的化學結構，可以和空氣混合，由水溶液轉換成泡沫狀，正因為泡沫有不容易被沖散，作用時間長，接觸面大的特點，效果可以瞬間增強三倍。這有點像浮在 Cappuccino 咖啡上的奶泡，咖啡喝

完了，奶泡還一直留在杯子裡。因此過往因為藥物濃度不夠，治療成效不佳的大型靜脈曲張，在泡沫硬化劑發明之後問題迎刃而解。

　　超音波引導泡沫硬化劑注射，已經證實可以加速靜脈性傷口的癒合。我們於 2012 年將這項大規模的成果，發表在國際知名的《皮膚外科》期刊（*Dermatologic Surgery* 2012 Jun;38（6）：851-7），這份研究報告統計了 233 名患者，追蹤 3 年，平均年齡為 60.1 歲（年齡介於 27-88 歲），治療後每 3 個月定期以超音波檢查。結果顯示病患接受兩次的泡沫硬化劑注射之後 90% 的靜脈曲張能夠完全閉合，沒有逆流的現象。在這個研究成果支持下，證實了泡沫硬化劑能有效的治療嚴重靜脈曲張。

## 硬化治療後請這樣做

　　由於注射所使用的針頭比抽血針還要更細，完全沒有傷口，治療後當下穿上彈性襪，即可自由活動行走，但：

治療當天彈性襪要連續穿上 24 小時，當晚睡覺時請勿脫下；一周內勿做劇烈運動。可以沖澡，但時間不要過長，水溫不要過熱。治療後兩周內不能洗溫泉、浴缸泡熱水澡、喝酒。

研究報告指出，彈性襪至少要穿 3 天，若能穿 4-8 周更佳，可顯著減少血液的鬱積發炎和色素沉著。除了睡覺和洗澡外，建議整天穿著，睡醒後在床上就立刻將彈性襪穿起來。

注射泡沫型硬化劑後，患者必須要定期回診檢查，由於浮出的大型靜脈瘤在注射後，血管內瘀血凝集，皮膚會出現硬塊、紅腫、壓痛的靜脈炎，必須要盡快將瘀血引流擠出，加速血管閉合。配合服用溫和的消炎止痛藥，紅腫處也可隔著彈性襪進行冰敷，可以減少皮膚的色素沉澱，讓外觀盡速回到正常。小腿彈性襪最好要穿著兩個月。

## 不適合硬化治療的情況

擴張的微血管、藍色網狀靜脈、穿透枝靜脈，甚至大隱靜脈，手術治療後復發的病患，只要調整濃度，大多數都可以注射硬化劑來進行治療。但有這些情況就不適合：

- 病患如果對硬化劑過敏，當然就不適合。
- 有深部靜脈栓塞的病史。
- 懷孕及哺乳中的婦女應該避免注射。
- 有下肢淋巴水腫，周邊動脈硬化循環不良都應該避免。
- 有心臟衰竭、感染症狀、糖尿病患控制不佳者，需要這些情況得到解決後，才能接受治療。

至於服用阿斯匹靈等抗凝血劑的患者沒有關係，並不需要暫停使用抗凝血劑。因為治療後會出現出血問題的風險是很小的。

## 不同手術治療方式的比較

|  | 傳統<br>大隱靜脈<br>主幹抽除<br>手術 | 靜脈內<br>雷射手術 | 超音波<br>引導泡沫<br>硬化劑<br>注射 |
|---|---|---|---|
| 時間 | 1~2 小時 | 40 分鐘 | 5 分鐘 |
| 麻醉 | 全身或半身麻醉 | 局部麻醉 | 無須麻醉 |
| 傷口大小 | 腹股溝<br>4-5 公分 | 大腿內側<br>細針孔 | 大腿內側<br>細針孔 |
| 術後照顧 | 臥床<br>1-3 天 | 可立即<br>下床行走 | 可立即<br>下床行走 |
| 五年復發機率 | 30% | 5% | 30% |
| 治療費用 | 需住院，<br>健保可給付 | 自費 | 自費 |

　　近年來醫療科技的發展，超音波被廣泛的應用在靜脈逆流症診斷、判讀與定位，微創治療手術才迅速

發展。由於靜脈曲張相當的複雜，血管的變異相當大，走向也每個人不同。每位醫師會根據自己的經驗，和所擁有的設備，給患者做最好的建議。

　　以大部分蚯蚓般的青筋病例來說，以「血管內雷射手術」或高濃度「超音波導引泡沫硬化治療」，先處理逆流較大的隱靜脈幹，以「迷你微創鉤除手術」鉤除或以低濃度「硬化注射」清除殘餘曲張的靜脈，最後可再使用長脈衝釹—雅各雷射、染料雷射去除最細微的微血管擴張。這一套複合式療法，不須住院即可完成、提供了靜脈曲張患者完整的治療。

第四章

# 照顧雙腳的血液循環

# 健康雙腿三步驟

　　女性朋友都渴望有一雙修長美腿，能充分展現窈窕好風姿。但是當長時間站立工作，下班後腿部腫脹痠痛，真的很害怕青筋浮上美腿，趕快採取三個快速簡單的步驟：抬腿，運動，穿彈性襪；來減輕腿部不適，促進血液循環。

## 抬腿

　　觀察看看自己手背，藍色靜脈血管真的好明顯，把手抬高，血液回流到心臟，這些血管就立即消失不見。同樣的道理把腿抬高，就立即有促進血液循環的效果。無論是上班族或家庭主婦，中午能有稍稍的休息時間，抽空抬腿 5-10 分鐘，與心臟水平，或是微微高過心臟，對預防靜脈曲張，緩和腿部的痠痛與不適

最有幫助。這種抬腿動作，尤其對孕婦腿部水腫特別
有幫助。

　　下班後，能利用看書、聽音樂、看電視的時光，
泡杯熱飲，抬腳休息一下，隨後再泡個舒服的熱水澡，
絕對能消除疲勞。對於已經有腿部酸麻腫脹的病患、
可以在晚間睡覺時在腳下墊個枕頭，抬高約 15 公分，
促進血液回流、隔天早上起床一定雙腿輕盈。

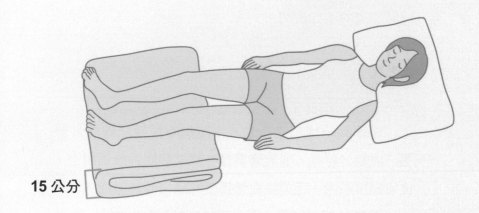

**15 公分**

## 運動

除了被動的抬腿，積極強化腿部的肌肉才是促進血液循環的王道。近幾年來宅男宅女越來越多，不是窩著上網打電動，不然就是長時間辦公，站櫃檯，周末在家網購網拍，連逛街走路都省了。在門診發現許多靜脈曲張的病患，雙腿都是軟趴趴的麵龜族。維持規律運動的好習慣，強化小腿的肌肉群，是促進靜脈血液回流的不二法門。

像衛兵一樣站立不動、小腿肌肉就無法收縮／舒張／收縮／舒張，血液會累積在腿部靜脈內無法排空，血管越撐越大，造成微血管擴張和隨後的靜脈曲張。

適當的腿部運動，可以增加腿部肌肉收縮，啟動肌肉幫浦，促進回流，有助於緩解腿部靜脈疾病的症狀。尤其是加強小腿肌肉的運動，能將腿部的靜脈血液快速的回送到心臟，促進血液循環，有利健康。隨

時可做的散步、健走，騎自行車就是很好的腿部保養活動。

　　跑步、騎自行車、游泳、打網球、高爾夫球、爬山，和許多其他能活動腿部肌肉的運動都很好。剛開始時，每天腿部運動從 5 分鐘開始，逐漸的增加到每天運動 30 分鐘。每天上班真的是很累沒錯，下班就想放鬆的躺在沙發上，但是別忘了，上班是「勞動」而不是「運動」，為了自己身體的健康，還是要持續強迫自己每天運動。按摩椅按摩只是被動的肌肉收縮，對於肌肉耐力訓練並沒有任何的效果。

　　近年來，青少年常不眠不休的流連在 3C 產品之前，雙眼緊盯著螢幕，全然忘我，深部靜脈栓塞的病例也越來越多，肺部栓塞猝死也時有所聞。其實只要隨時提醒自己，不管有多忙，騰出時間，做個簡單的腳踝彎曲運動，便可以增強肌力，預防靜脈曲張。

### 穿出健康、窈窕、好腿形的彈性襪

　　醫學研究已經證實，高度及膝的小腿彈性襪可以

將下肢靜脈予以適當的壓迫，防止血液的積累，大大降低深部靜脈栓塞的機率，還可以有效消除足踝水腫；醫師會建議穿第一級或第二級強度的彈性襪。這些醫療級的彈性襪可以在醫療器材行，甚至為了避免經濟艙症候群，在機場的免稅商店都買得到。

　　門診常遇到病人，明明靜脈曲張都蔓延到小腿及腳踝，嚴重到皮膚出了大問題，彈性襪還有一搭沒一搭的穿。可是話說回來，雖然穿醫療級彈性襪好處多多，但因台灣氣候潮濕炎熱，除非是在冷氣房內工作，否則病患根本無法長期穿著，甚至夏天還穿到香港腳及皮膚濕疹，痛苦不堪。

# 彈性襪，大有學問

市面上有許多的彈性襪，有的標榜機能性，有的號稱美腿塑身款，有的強調是醫護人員指定團購品牌等，各種五花八門的廣告宣傳，都不知道如何選擇才能穿得健康。門診看診中常被問到：

「彈性襪要穿多少丹？」

「200 丹夠不夠？」

「只穿到小腿的可以嗎？」

### 「漸進式壓縮」彈性襪

穿到不合適的彈性襪，就像是穿不合腳的鞋子一樣，對身體反而會有害。醫療上，專業醫師會推薦「漸進式壓縮」彈性襪，這是因為它有著特殊的上鬆下緊的針織法，由腳底開始加壓，在腳踝部分的強度為

100%，在小腿部分為 70%，在大腿部分為 40%，將血液逐漸的由腳底壓回到心臟，對抗地心引力下拉所囤積的血液、舒緩下肢腫脹問題。穿彈性襪好處多多，品質較好的彈性襪不但輕、薄、舒適，也較少皮膚過敏或有刺激性的反應。

### 彈性襪的壓力級數和丹尼數

大多數人購買彈性襪是經由店家介紹，或是網路購買，購買時常是以丹尼（Den）數來區別。丹的全文是 Denier，是紡織業界用語，為紡紗纖維粗細和密度計算單位，定義是每 9000 公尺的纖維重（1g/9000m），140 Den 即代表紗線 9000 公尺重量為 140 公克。由於重量和纖維粗細成正相關，因此丹尼越高，代表使用來編織彈性襪的纖維越粗、緊實度越強。通常 140Den以下的彈性襪只是美觀或是禦寒使用，站立工作需要200Den 以上才會有效果。

醫療用彈性襪的等級，是依據襪子實際能產生壓力之數值而定，需經過專業測試儀器的檢驗和機構認證；這跟編織彈性襪的纖維粗細、丹尼數並沒有直接的關聯。

　　級數越高，彈性襪壓力越大；壓力定量是以科學界的毫米汞柱（mmHg）為單位。依據美國醫療彈性襪的分級可分為四級，第一級彈性襪具有 18-21 毫米汞柱的壓力等級，而第四級彈性襪具有 40-50 毫米汞柱的壓力等級，第一級為預防級，第二級為治療級（有靜脈曲張），第三、四級常見為深部靜脈栓塞及燒燙傷病患使用。

### 彈性襪的款式和選擇

　　有小腿襪（AD）、大腿襪（AG）、連身褲襪（AT）三種長度，這幾種款式可再分成包覆整個足部的包趾襪，開放性露出腳趾的開趾襪兩大類。台灣天氣熱，濕度高，穿到及膝的小腿型彈性襪是患者比較能接受

的選擇。但是冬天天氣冷，齊腰高的連身型褲襪穿起來也很適合。大腿型褲襪因為比較會向下滑動鬆脫，通常是單腿接受手術或硬化治療後一周內，短暫的臨時使用。

醫療級的彈性襪不像一般百元絲襪，選購時也要精打細算，聰明挑選，並非越緊越好。高壓力數的彈性襪又厚又緊，難穿又不舒服，甚至緊到關節附近的皮膚磨到破皮，得不償失。尤其是老年患者們，如果有手指關節炎，彈性襪根本是手痛到拉不起來。如果足部有動脈阻塞，穿彈性襪反而會出現阻礙血液循環的反效果。

醫學研究和我自己的臨床經驗，第一、第二級彈性襪往往就已經效用足夠了，不但較為舒適，患者更容易穿脫。大部分的病患平常保養只需要穿著第一級的小腿襪，增強小腿肌肉收縮力即可。但是如果病人有疼痛型的靜脈曲張或靜脈血栓靜脈炎，就應該穿著第二級小腿彈性襪。如果病患正在接受靜脈曲張的手術或硬化治療，那麼就應該穿著覆蓋過所治療的部位的第二級彈性襪。至於第三、第四級彈性襪只有在非

常特殊的狀況才會推薦，甚至要買都很難買得到。

| 級數 | 壓力 | 建議適應症 |
|------|------|-----------|
| 一 | 18-21mm Hg | 腿部痠痛腫脹，血管擴張 |
| 二 | 23-32mm Hg | 浮出的靜脈曲張，<br>深部靜脈栓塞，靜脈潰瘍 |
| 三 | 34-46mm Hg | 深部靜脈栓塞，靜脈潰瘍，<br>淋巴水腫 |
| 四 | ＞49mm Hg | 深部靜脈栓塞，靜脈潰瘍，<br>淋巴水腫 |

　　如果真的硬要換算，200 Den 大約是第一級，280-360 Den 大約是第二級的彈性襪，至於 420 Den 以上千萬不要買，因為那穿起來超不舒服，連醫療人員都不敢領教 !!

　　好的彈性襪從腳底開始加壓。這種由下緊上鬆，漸壓式彈性襪，可以幫助下肢血液回流，避免腿部水腫。

　　彈性襪穿著的感覺是「舒適」，而不是「緊」！如果穿著標榜高丹數但設計不良的美腿襪，瘦腿襪，因為無漸進式壓力設計，在上端的部分被綁住，就會產生所謂的「止血帶效應」，造成血液在小腿瘀積，反而導致病情惡化。

● 漸壓式彈性襪是從腳底開始加壓，在腳踝部分的強度為 100%，在小腿部份為 70%，在大腿部份為 40%

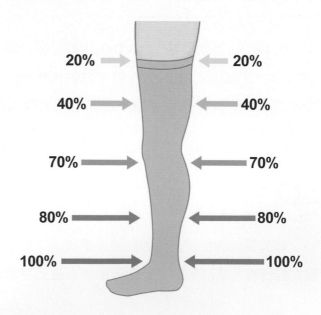

　　如果是很輕微的微血管擴張，或者只是想嘗試看看來減輕腿部痠痛，可以購買一般藥妝零售商店的「非處方彈性襪」；但是如果有腿部的靜脈疾病，還是建議在醫療用品店購買。專門從事靜脈疾病治療的醫療院所，大多也能直接看診完後立即購買適合的彈性襪。如果病患的體型特殊，一般市面販售的彈性襪找不到適合的尺寸，病人就應該要考慮「量身訂做」，不要勉強將就。

　　現今的彈性襪製作相當美觀，有各種顏色可供挑選，不像以前，只有和義肢一樣的土黃膚色。顏色是個人偏好的選擇，療效並沒有所不同；最流行的色彩是黑色，不但防曬，而且自然。有些女性彈性襪相當時尚，有些男襪看起來就像運動休閒襪。

### 彈性襪要何時穿

　　「站著就要穿」，最好是彈性襪就放在床旁邊，早上睡醒就將襪子穿妥後再下床，直到晚上上床後再脫掉。如果早上起床時間真的來不及，不小心匆匆忙忙忘了穿，那麼隨時直接穿上去也沒有關係，畢竟襪子

是有壓力的，穿上後就能夠把浮出的靜脈血管直接壓下去。洗澡時彈性襪當然要脫掉，洗完澡後腳擦乾，再擦上腳的保養乳液後再將彈性襪穿上，避免乾燥性的皮膚炎。網路流傳擦乳液會讓彈性襪提早損壞，這完全是個錯誤。

## 彈性襪要穿多久

醫療型彈性襪很緊，穿著不易，夏天又熱，有時會拉到手部關節發炎，皮膚濕疹毛囊炎長股癬，或是香港腳灰指甲惡化。

我會建議若是接受靜脈內雷射手術或是泡沫硬化劑注射來治療凸出的靜脈, 較緊的第二級彈性襪必須穿著 8 周，隨後可改為較鬆的第一級彈性襪。若是治療輕微的微血管擴張，第一級的彈性襪至少穿著 3 天。如果覺得穿也還舒適，那就持續穿，好處多多。

高危險群如懷孕婦女，以及須長時間站立工作者，如教師、餐廳服務員、美容師、專櫃小姐、醫護人員等，最好能長期在白天穿著第一級或第二級小腿彈性襪。若是深部靜脈栓塞的患者，那就必須長期穿著第

二級小腿彈性襪。

　　購買彈性襪應該測量腳踝、小腿、大腿、股部的
尺寸大小，如果只單憑病患的身高和體重來購買，有
的時候尺寸不合，對病患的雙腿而言，是一個極大的
負擔。

## 彈性襪要怎麼穿

　　可以像一般的長襪捲起來直接穿，或是先將襪身
反折後，對準腳尖、逐漸翻轉，分段式穿起。

● 反折穿彈性襪的方法

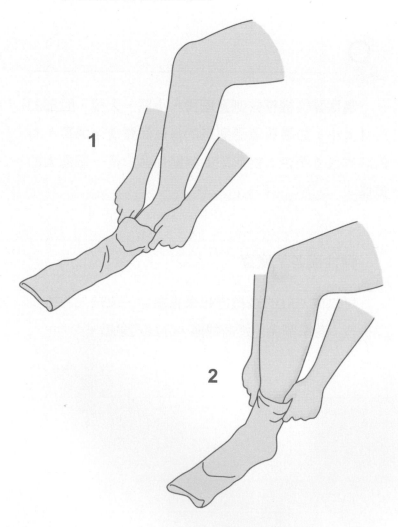

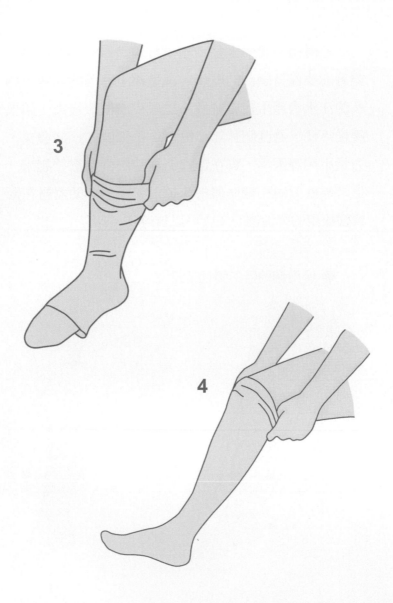

　　記得指甲要剪平整，才不會勾破昂貴的彈性襪。穿著前要保持腿部的乾燥，或是擦上薄薄的乳液，過多的汗水會產生皮膚摩擦，造成皮膚濕疹發炎。如果腰椎疼痛，過度肥胖無法彎腰，手部關節疼痛發炎，力量不夠等因素，實在是沒有辦法將彈性襪拉起來，這時候就要使用輔助器材來協助。這些輔助器材在販賣醫療用的彈性襪的商店可以買得到。

● 使用輔助器的彈性襪穿法

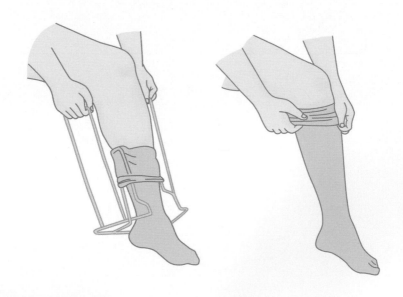

## 運動壓力襪，小腿套正流行

台灣近年來掀起了路跑與鐵人三項運動的熱潮，周邊商品也跟著捲起購買風。顏色奪目的小腿套及壓力襪等產品正夯，不管黑的白的灰的彩色的，各種組合、不同款式，任你選擇。宣稱能夠減緩疲勞、加速血液回流、提升運動表現、避免小腿乳酸累積。

目前這些市售的運動壓力襪，小腿套也都採用醫療等級「漸進式壓縮」製作，品質相當不錯，品牌也多，如果想要美美的上班上課出外旅行，跳脫傳統彈性襪膚色和黑色的限制，運動壓力襪是個好選擇。

運動長襪會包覆整個足底，對於踝關節保護比較好，小腿套比較容易穿，品牌選擇性多、顏色變化也多。這些運動壓力襪因為廠牌眾多，品質差異很大，還是實際試穿體驗最為重要，千萬記得要下緊上鬆，小腿才不會被勒住，影響血液循環。

　　記得購買時要注意是否有標示壓力等級，這代表廠牌有它的專業度，產品品質才有控管。一般的壓力等級對照：

- 10-15mmHg 是休閒保健等級。
- 15-20mmHg 是運動等級，約醫療第一級。
- 20-30mmHg 是強力支撐，約醫療第二級。

　　這類的產品用於日常保養還滿適合的，但是在靜脈治療及手術後，壓縮效果更好的醫療用彈性襪還是首選。

# 腿部水腫原因多

　　血液是從動脈，經微血管，再經靜脈回流到心臟，不過除了靜脈之外，還有淋巴循環這個途徑。從微血管滲透到組織的水分，主要是由淋巴管回流，當微血管滲透出的水分，遠超過淋巴回流所能負荷，下肢水腫就會發生。久坐久站，搭乘飛機長途旅行後，因血液循環欠佳，暫時的水腫現象在所難免；但是腿部水腫要考慮很多其他的病因，甚至是一些潛在性危及生命的疾病。

　　腿部水腫通常以症狀出現 72 個小時（3 天）作為分界點，先判定是急性或慢性下肢水腫。單側或雙側

急性下肢水腫病人，最常見的是深部靜脈血栓、蜂窩性組織炎，通常小腿會有明顯的疼痛感。

　　雙側慢性水腫最多的是體質性水腫；還有肝臟、心臟、腎臟等器官功能不佳、藥物、營養不良、甲狀腺機能不足所造成。單側性的慢性下肢水腫，大多是與下肢靜脈曲張、深部靜脈血栓、局部血管或淋巴管阻塞有關。

### 下肢靜脈曲張的水腫

　　長期的站立，久站不動，血液回流能力變差，加上靜脈瓣膜破裂無法完全閉合，血液向下逆流，壓迫下半身的血管，當然就出現水腫。痠痛腫脹是靜脈曲張常見的初期症狀。

### 體質性水腫

　　體質性水腫發生在經期的婦女，最常見於 20-40 歲之間。因為和月經週期有關，因此又稱之為「週期性水腫」。但其致病原因迄今仍不清楚。

　　水腫症狀會發生在月經來臨前的 5 天左右，並持續整個月經週期，早上起床時並無水腫，但到了下午則小腿腫脹得厲害，在長時間站立後，腳部水腫會特別明顯。除腿部腫脹外，患者經常抱怨臉和手水腫，但部分此類病人，水腫的發作與月經並沒有很明顯的關係。此類體質性水腫，若能穿彈性襪，對水及鹽分的攝取加以適當的限制，就可得到改善，切記不要濫用利尿劑。

## 心臟病引發的水腫

　　心臟衰竭、心肌炎、心包膜炎的情況之下，心臟沒有力量將血液打出去，心臟也就沒有多餘的空間接納回流的血液，血液於是滯留在周邊血管，引起水腫、疲勞。這種病人走路、爬樓梯，都會呼吸困難，氣喘吁吁，甚至爬到二樓都要停下來休息。是「血液塞車」，形成水腫。

## 腎臟病引發的水腫

　　腎臟病引起的水腫，主要是因為蛋白質大量由尿

中流失 ( 蛋白尿 )，血液中蛋白質濃度太低所致。如果
腎機能嚴重衰退，腎臟甚至無法排出水分與鹽分，喝
太多的湯湯水水，吃太鹹的東西，全身浮腫就會十分
嚴重。

### 肝臟引發的水腫

　　肝硬化或肝機能受損，影響體內蛋白質合成，會
連帶出現腹水與下肢水腫。肝硬化引起的水腫，除了
有慢性 B 型或 C 型肝炎，或長期飲酒的病史外，經常
會伴有黃疸出現。

　　根據統計，年齡超過 50 歲的患者下肢水腫，最可
能原因是靜脈曲張，心臟衰竭僅佔約 1%: 小於 50 歲的
女性腿部水腫，最可能的原因是體質性水腫。

## 藥物引發的水腫

　　高血壓藥物，常常也是引起雙側下肢水腫的原因。高達 50% 患者服用鈣離子通道阻斷劑（calcium-channel blockers）會產生腿部水腫，特別是 amlodipine (Norvasc 脈優 )、nifedipine（Adalat）這兩種藥物，這一類的水腫和藥物服用劑量有關，而且服用時間越長越加嚴重。此外約 5% 患者服用消炎止痛藥物，會產生腿部水腫。許多慢性背痛或關節炎病人，長期服用俗稱「美國仙丹」的口服類固醇，有可能影響到腎上腺機能，體內水分與鹽分堆積過多，導致全身浮腫。

## 淋巴水腫

　　這是腿部淋巴回流不順暢所造成，包括原發性或繼發性淋巴腺功能不全、淋巴功能失調。繼發性淋巴水腫是比較常見，最常引發的原因是腫瘤壓迫，例如淋巴瘤、前列腺癌、卵巢癌，手術切除淋巴結、放射治療、細菌感染、絲蟲病感染，或長期坐輪椅等。原發性、先天性淋巴水腫是一種罕見的疾病，通常在嬰

幼兒期或青少年期就會發生。慢性淋巴水腫和靜脈水腫，通常可以從皮膚外觀變化分辨出來。慢性淋巴水腫足部皮膚會整個增厚變硬，並在最終出現許多個突起疣狀物，有如大象的腿。

　　原則上，肝臟、心臟、腎臟等器官功能不佳、藥物、營養不良所造成的下肢水腫，大多是雙側性，淋巴腺壓迫阻塞，下肢靜脈曲張，大多是單側性。

　　除了醫師問診了解詳細病史，必要時加做尿液分析，及抽血（完整血細胞計數、電解質、肌酐、血糖、促甲狀腺激素，和白蛋白），以及心、肝、腎、腎上腺的篩檢，還需要視患者狀況，輔以腹部超音波，血管超音波檢查等。要釐清病因，對症下藥，不要濫用利尿劑，才不會勞民傷財又傷身。

# 並沒有任何健康食品
# 可治療靜脈曲張

　　門診時常被問到是否有任何健康食品可治療靜脈曲張？答案是：「並沒有。」

　　許多藥妝店以及藥局會強力推薦口服天然食品和外用中草藥藥膏，但是這些產品缺乏客觀的科學臨床對照實驗，依目前的醫學研究資料得知，這些輔助性產品只能改善下肢水腫，緩解靜脈曲張不舒服的症狀，但無法預防及治療已經出現的靜脈曲張和微血管擴張。

## 類黃酮（Flavonoids）

　　曾被稱為「維生素 P」，人體如果缺乏了這類成分，血管會變得脆弱。天然的類黃酮廣泛分布於植物中，目前已經超過 5000 個自然的黃酮類化合物被鑑定出來，其中的布枯葉苷 (Diosmin)、檸檬黃素

(Hesperidine)，蘆丁（Rutin，芸香苷或槲皮素），可以增加血管的彈性及收縮力，抑制白血球，減少血管發炎，增加微血管通透性及抗血栓，改善下肢沉重感和疼痛的症狀，還有痔瘡症狀。

　　但由於類黃酮結構較不穩定，新鮮的水果和生菜是最佳的食物補充來源。富含高黃酮含量的食物包括芹菜、花椰菜、洋蔥、香蕉，所有柑橘類水果（橘子、柚子、檸檬和柳橙），鳳梨、蘋果、蘆筍、桑葚、可可、含量高的黑巧克力。

　　由於類黃酮化合物很不穩定，純化困難，不容易吸收，法國 Servier 藥廠有研發出微粉化純化類黃酮（達復朗糖衣錠, Daflone），成分包括 90％的布枯葉苷還有 10％的檸檬黃素，可以增加腸胃道的吸收率，這種口服藥也是少數有完成臨床實驗，證實可以有效減緩靜脈曲張症狀，促進傷口癒合的藥物，可惜現今國內尚未引入。另外還有一種口服藥是含 100% 的布枯葉苷（艾歐復隆, Alvolon)，已經通過食藥署核可並引入台灣，治療的適應症是「慢性靜脈功能不全之症狀改善（腿部疼痛與水腫），改善痔瘡症狀」，每錠 500 毫克，

每日服用兩次，在醫師處方下使用。

## 馬栗子（Horse Chestnut Seed）萃取物

馬栗樹又稱之為七葉樹，是歐洲常見的喬木，葉子分為七瓣掌狀，果實外觀有硬殼，長得非常像栗子，但味道苦澀難以入口。在歐洲的醫學歷史上，馬栗子的萃取物常用來塗抹關節、減緩瘀血痠痛，也可以塗抹在小腿肚，緩合靜脈功能不良的症狀。

萃取物的活性成分為七葉素（Escin），它可以保護血管內壁細胞的功能，恢復微血管正常之滲透性，免於微血管滲透造成的浮腫。除了外用藥膏之外，也有同成分的口服藥物。300 毫克的劑量每天服用 3 次，長時間服用（3 個月以上）可緩解腿部一些不適和腫脹。

## 假葉樹（Ruscus aculeatus, Butcher's Broom）萃取物

這是一種歐洲原生的常綠灌木，會在葉上開花，長出一顆顆鮮紅欲滴的圓果，相當漂亮。這種傳統藥草的根部萃取物富含羅斯考皂苷（Ruscogenen），已發

現它具有抗發炎的特性，可改善靜脈張力和毛細血管
的通透性。歐洲藥典也標記：假葉樹根部萃取物能改
善痔瘡及慢性靜脈功能不全。

## 銀杏（Ginkgo biloba）

一直是中國古老的藥材，也是世上最廣被採用的
草本藥物之一，被用來保持腦部的血液循環，預防老
年性癡呆症，抑制血小板聚集，緩解腿部水腫。

### 口服抗氧化維他命

如維他命 C、E 等，理論上可以增強靜脈壁，延緩
血管內皮細胞的破壞，但截至目前為止，並沒有夠大
規模的研究可以確切實證療效。

之前提到的馬栗樹子、假葉樹萃取物、布枯葉苷、
檸檬黃素、蘆丁，都有健康食品類的口服錠劑能購買
得到，雖然這些都號稱可以預防和治療靜脈疾病，但
1996 年，高公信力的醫學期刊《刺胳針》（*Lancet*），發
表了一篇 12 周，240 個病人的研究，發現：

服用馬栗子萃取物和穿彈性襪有相似的效果，能改善下肢水腫；但穿著彈性襪比服用馬栗子萃取物效果要快很多，雖然這兩種可以一起使用，但彈性襪還是比較經濟實惠的選擇。

# 孕婦的保養

　　「我的靜脈曲張，在懷孕第一胎的時候就有，第二胎第三胎的時候，就越來越嚴重，再也消不掉了。」事實上，每一次的懷孕對於下肢的血管來說，都是艱難的挑戰。孕婦出現下肢靜脈曲張的原因有很多，大致可歸納出這些原因：

- 隨著子宮內的胎兒成長，腹腔及骨盆腔靜脈會逐漸受到壓迫，使得靜脈回流受阻。根據研究，股靜脈（即大腿靜脈）在接近生產時，平躺所測量到的壓力可比平常高出 3 倍之多。
- 妊娠期間，全身的血液量會增加多達 50%，血流量也增加、這些血液會將腿部靜脈撐大。
- 孕婦體重增加，將血液積壓在下半身和腿。
- 妊娠期間女性荷爾蒙的大量分泌，靜脈的平滑肌

放鬆，靜脈血管隨之擴張，瓣膜無法完全閉合，就會出現血液逆流、靜脈壓力升高。

在懷孕後期，大多數孕婦都會有足踝或下肢水腫情形，特別是長久站立後，水腫情形會更加嚴重。臨床上下肢靜脈或骨盆腔靜脈壓迫所導致的靜脈曲張，可發生在足背腳跟、小腿及大腿後側，甚至會陰部及肛門；靜脈曲張出現在肛門時，就是所謂的痔瘡。如果懷孕前原本就有痔瘡的人，在懷孕中通常會更加嚴重，而且越接近預產期時越大。痔瘡不但會引起大便疼痛，更容易破裂出血，造成貧血，有些甚至會引起肛門膿瘍或發炎。

## 最好的方式，便是做好預防

靜脈曲張最好的治療方式，便是做好預防工作。建議準媽媽們：

### 避免長久站立

白天工作時，盡量不要站立太久，但也不要長久

都坐著不動，應該盡可能走動，或隨時做足背的屈曲
運動，使肌肉收縮，幫助血液回流。

### 切忌交叉蹺腿

坐著休息時，可抬高小腿於矮板凳上，切忌交叉
蹺腿，妨礙血液循環。

### 穿著舒適衣物

盡量穿著寬鬆且舒適的衣物，尤其是在小腿上禁
止穿很緊的襪帶、束帶或半統襪等。

### 採左側臥睡姿

睡覺時，宜採左側臥姿勢，因為側躺時子宮不會
壓迫血管，靜脈壓才不會上升。

### 睡時墊高腿部

睡覺時腿部可以用枕頭稍墊高，幫助血液回流。

### 多吃蔬菜水果

　　多吃青菜、水果，以防止便秘，充分休息，切勿使孕期體重超重太多。

　　越接近預產期，子宮壓迫會越厲害，腿部所承受壓力越大，疼痛，腫脹等症狀往往伴隨而來，建議準媽媽們在懷孕初期就要習慣性穿上彈性襪，大腿或小腿襪都可以。必須特別注意的是：

　　靜脈曲張是可以預防的!! 醫療用的漸進式壓力彈性襪效果較佳，最好在每日早晨下床前就穿上，能保護血管、緩解腿部不適，並能減少血液凝塊的風險，對健康是好處多多。如果出現靜脈曲張情形，在懷孕中仍以保守治療，穿著彈性襪為主，盡量不採用外科手術方式。

### 有靜脈曲張的孕婦，洗澡水不宜太熱

　　因為水溫過高，可能使血管擴張更厲害，更可能

使得下肢皮膚搔癢加劇。一旦皮膚出現發炎、潰瘍或出血情形，則應立即就醫，以免引起併發症。

懷孕所引起的靜脈曲張，通常會在分娩後數周逐漸消退，建議在這段時間內仍持續穿著彈性襪保養。產後 6 個月如果靜脈曲張仍然存在，即表示可能永遠不會消失，就要考慮就醫評估接受治療。

第五章

# 不同部位的微血管擴張

# 腿部的微血管擴張

　　根據統計，30 歲的女性，20% 有腿部的微血管擴張問題，到了 60 歲，更有高達一半的女性會出現程度不一的微血管擴張，這些有如蜘蛛絲般的細小血管，真的非常苦惱。

　　腿部的微細血管擴張，是源自於細小的靜脈逆流所造成。外觀上可以觀察到紅色或藍紫色、像是煙火般發散的細絲，或密密麻麻交織成蜘蛛網狀。這些粗細不同的微血管擴張，會發生在腿部的任何部位，但主要分布於大腿、小腿的外側，膝蓋後側、內側面，以及腳踝的內側。因為這個樣子，所以很多女性都一年四季穿長褲，把腳包得緊緊。

## 外側皮下靜脈系統

外觀看得到微血管擴張，只是冰山的一角，這些礙眼的蜘蛛絲，通常會和大腿外上側及膝部附近的藍色網狀靜脈相連接，在皮膚白皙的患者可以很清楚的看出走向，這些微血管外觀相當獨特，臨床上很容易辨認，我們稱之為「外側皮下靜脈系統」。

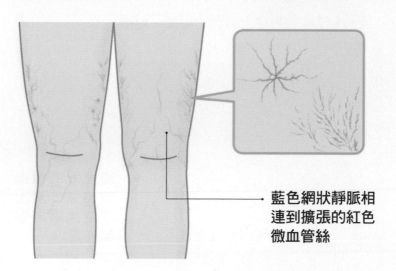

藍色網狀靜脈相
連到擴張的紅色
微血管絲

## 腿部微血管擴張原因

　　腿部蜘蛛絲狀會隨著年齡越來越多，或是生完小孩後逐漸浮現出來，男性雖然也會有，但是比例少很多，根據這些觀察，推測可能跟女性荷爾蒙、血管的老化、小靜脈瓣膜退化有關。這些蜘蛛絲微血管由於細小，通常不會影響血液循環，不會有不舒服的感覺，絕大多數來治療的女性患者，是因為美觀的原因來求診，希望能夠再穿上俏麗的短褲、短裙。

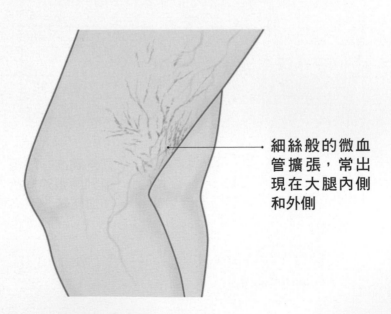

細絲般的微血管擴張，常出現在大腿內側和外側

　　另有三分之一左右的病患，是因為局部腫脹、痠痛疲勞前來門診尋求治療。如果這些小的血管密密麻麻的出現在腳踝的內側，就要考慮是否是「靜脈皇冠」。仔細觀察，通常可以發現附近隱藏著像蚯蚓般膨出的靜脈曲張，周圍皮膚往往泛黑，這種情況是足部靜脈壓增高，撐脹微血管所造成，往往血液循環已經受到嚴重的影響。

　　腳部的血管擴張，有 80% 以上與真皮層下的深部藍色網狀靜脈相連，唯一有效治療方法，就是先利用硬化劑微注射來關閉逆流的藍色網狀靜脈。但大多數醫生不知道這一點，只單純施打雷射治療做「表面處理」，忽視了潛在的病因，就像是斬草不除根，春風吹又生，效果有限，血管很快的又擴張復發。

### 硬化劑微注射

　　每次大約 30 分鐘；治療後，穿上彈性襪就可以立即行走回家，或正常上班。

　　醫師會先評估血管大小及流向之後，挑選不同種類及不同濃度的硬化劑。

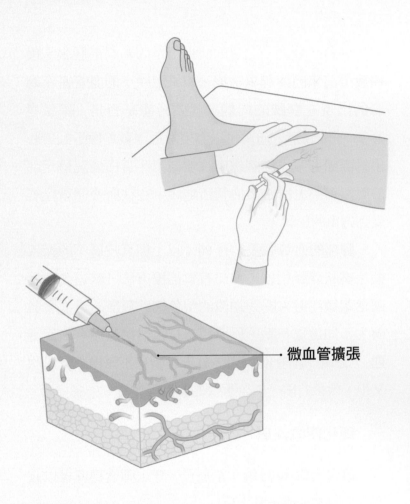

微血管擴張

　　病患先平躺，腿部稍微抬高，皮膚在酒精擦拭消
毒後，將硬化劑注射入藍色網狀靜脈及微血管，由於

是用極細的針，不適感可以減到最低。注射後病人有時會有痿麻感，但數分鐘後即會消失。雖然如此，注射的感覺還是因人而異，膝部、踝關節附近，感覺神經比較敏銳會稍微不適。

我通常會同時處理雙腿，如果範圍很大，治療第一回和第二回要花 30 分鐘以上。隨後需要注射的血管逐漸減少，治療時間就可以大幅縮短，平均大約需要 3-6 回的治療，每次治療的間隔約 1-2 周。

治療的總次數取決於病情的嚴重程度、年齡、影響範圍和其他因素，每個人反應會有所不同，一般而言，每一次治療後預計改善 40%。3-6 回療程結束之後，大部分的病患也可以改善 80%-90%，但無法達到完美無瑕的 100%；之後停下來至少 6 個月休息時間，讓腿部血管重新適應調整。

硬化劑不像立可白，注射後等同抹白消失；由於初期色素沉澱的關係，血管剛開始會變紅加深，小型微血管擴張通常需要 4-8 星期才會消失。較大的微血管擴張和藍色網狀靜脈可能需要 3-6 個月外觀才逐漸改善。治療完成大約每隔一年回診，將一些新冒出的血

管稍做處理改善。

### 硬化治療後的色素沉澱問題

　　色素沉澱，和雷射除斑一樣，是硬化劑注射和雷射治療後必然出現的狀況，無法避免。這種情況在膚色比較深的亞洲人種更是明顯。大部分的色素沉澱在 6-12 個月內可以吸收消失，但也有大約 5% 的少數病患，會持續數年甚至永久無法消退。這種情況在越明顯，越接近皮膚淺層的微血管擴張特別容易出現。造成色素沉澱主要有兩個原因；一是瘀血被血管包住，血色素無法排除，其次是表皮黑色素細胞發炎活化。

　　微血管絲在治療後當下就會收縮封閉，部分血液被血管包夾住，當這些富含鐵質的血色素被吸收到皮膚深層，會在白皙患者皮膚上型成棕色色素沉澱，為了減低這種不樂見的情況，遵照醫囑立刻穿上彈性襪，將血管在治療後的第一時間壓扁，減少瘀血的累積。口服消炎止痛藥，或是局部的外用藥膏可加速緩解，我通常會請患者於 1-2 周內密集回診，將瘀血用簡單的穿刺引流出來；雖然會有些疼痛，但會大大降低色素

沉澱的情況。

蜘蛛絲微血管在治療後，會暫時泛紅或搔癢，這是因為血管在被人體吸收消失前所產生的組織反應。有點像被蚊蟲叮咬一樣，表皮黑色素細胞會隨之發炎活化，在膚色較深的患者會色素沉澱。大部分瘀青紅腫會在 2-4 個星期左右消退，不要驚慌！

### 新生的微血管

「我把這些看得到的蜘蛛絲、微血管除掉後，血液要流到哪裡？會不會在旁邊又冒新的血管出來？」這是許多患者心中的疑問。

微血管在雷射或硬化劑治療後，會逐漸的消失，血液被導向到正常的血管流動。在少數，大約 1% 的情況下有可能在周圍出現許多新的細小血管，有的一絲一絲，有的像是一片紅地毯，所幸這種新生微血管發生的情況並不多見。

　　造成這種現象的原因並不清楚，可能是相連的藍色網狀靜脈，或其他深層靜脈沒有完全阻斷，或血管增生因子釋放後所刺激造成。這種新生微血管的情況，特別容易發生在肥胖、服用避孕藥的病患，或是微血管擴張太過嚴重的病患身上發生，所幸是暫時的，數個月後會自然的消逝。

### 皮膚潰瘍

　　在有經驗的醫師注射之下，使用新型硬化劑發生皮膚潰瘍的機率少於千分之一。潰瘍的原因不外乎兩種：一是因為硬化治療劑流出血管外，刺激周圍的組織所造成。二是因為硬化治療劑流到真皮層的小動脈中，造成小動脈的阻塞；研究發現在 4% 的靜脈微血管擴張會直接相連到真皮層的小動脈（動靜脈吻合處）。因此不可避免的，注射的硬化劑會有少數直接流入真皮層的小動脈。

　　潰瘍的外觀約略米粒大小，通常出現在注射後 1 到 2 周。如果發生皮膚潰瘍，可塗抹抗生素軟膏，加上配合短期的口服消炎藥或抗生素，大部分傷口會在

4-8 周內自然癒合，不會留下疤痕。少部分較大的潰瘍，需要切除並縫合。

### 過敏反應

根據估計，大約有千分之三的病患，會產生硬化劑過敏。這種蕁麻疹過敏反應，大多數會在注射治療後 30 分鐘內發生，少部分的病患會在 12 小時後才會發生。如果產生蕁麻疹的現象，可以口服抗組織胺，或是短暫性的口服類固醇。嚴重型過敏性休克的情況微乎其微。

### 微血管雷射

1970 年代起，醫用美容雷射科技一日千里，從最初的二氧化碳雷射來治療老人斑，隨後醫美廣告中耳熟能詳的紅寶石雷射、亞力山大雷射、脈衝光等，不論除斑、除毛、除痣、磨皮……樣樣皆行。雷射就宛如是皮膚科醫師手上的寶劍，無攻不克。

處理微血管擴張的雷射波長大致落在 532-1064 毫米區間，血管內血紅素在吸收雷射光後會轉為熱能，

讓血管收縮消失。染料雷射（dye laser，585~595 毫米）、釹雅各雷射（Nd-YAG Laser，1064 毫米）是最常使用的微血管雷射。

　　打雷射的感覺有點像被橡皮筋彈到，會有輕微的疼痛感。可以比照臉部除斑，在雷射治療前 20-30 分鐘塗抹麻醉藥膏。在雷射擊發的當下，也可以在皮膚表面局部吹送冷風，降低疼痛的感覺。由於腿部微血管分布面積相當大，麻醉藥膏薄薄塗抹即可，避免全身過量吸收。

　　從生理學來說，腿部的微血管及靜脈，負擔著全身地心引力的血液荷重，而且腿部的微血管擴張 80%以上會相連到皮下深處較粗的藍色網狀靜脈，另外的20% 會與大型的靜脈瘤有關，這些血管內充滿著逆流高壓力的血液。如果只使用雷射處理最末端的微血管，很快的就會被逆流的血液沖開而復發，白忙一場。

當藍色網狀靜脈接受了硬化劑注射治療的同時，

或是數次注射之後，剩餘比針頭還小的超微細血管擴張，就是使用雷射做最後清除的好時機。單獨使用微血管雷射，忽略潛在的血液逆流，充其量只能提供暫時性的改善，甚至會加劇微血管擴張的問題，斬草不除根，春風吹又生，不可不慎。

## 雙效合一的雷射加硬化微注射

35 歲的黃小姐，搭捷運時看到別人的雙腿膝窩有著藍紫色血絲還穿短裙，下班回家照鏡子，才發現自己的雙腿膝窩比別人更糟糕。黃小姐沒有雙腿腫脹的問題，藍色網狀靜脈擴張和微血管擴張，是偶然間意外發現，彩色超音波檢查也沒有看到任何的血液逆流現象，這代表血液循環並沒有影響，只是美觀上的問題。

根據美國和歐洲靜脈專家的醫療共識，細小的微血管擴張及網狀靜脈，硬化劑注射是最佳的主流療法。由於使用極細的針，因此並不需要麻醉。泡沫型硬化劑注入藍色網狀靜脈後，會順着血管自然流入毗

鄰的小穿透枝靜脈和細小的微血管擴張，關閉和封住它們。在幾次硬化劑療程之後，就可以採用長脈衝銣雅各雷射、染料雷射去除比頭髮再更細微的微血管擴張。

　　腿部的微血管，分布在皮下不同的深度，大小直徑也不盡相同，差異性相當的大。因此以同樣的能量參數，沒有辦法一次治療所有的微血管擴張；需有長期操作雷射經驗才能夠駕馭微血管雷射。

# 臉部的微血管擴張

　　長期陽光曝曬後，日積月累的傷害，會造成真皮層結締組織失去彈性，當再也無法支撐血管，血管便會逐漸的擴張，這種微血管大量擴張的現象，常常可以在喜歡做日光浴的西方人臉上看到。面部的酒糟性皮膚病變，也會造成兩頰及鼻頭的微血管擴張。

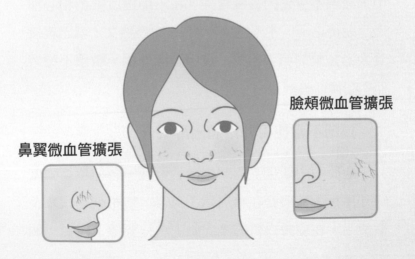

臉頰微血管擴張

鼻翼微血管擴張

## 敏感性肌膚

辛辣食物、酒精飲料、情緒波動、悶熱空間，都會造成暫時性的微血管擴張，這種的臉紅人人都會，但很快就會消退。最麻煩的是敏感性肌膚，酒糟性皮膚炎，長期持續性擴張的微血管，臉無時無刻紅通通，乾癢脫屑。

## 接受太過頻繁的美容治療

酒糟膚質如何發生並不清楚，但在實際門診案例中，發現不少是因為瘋醫美，在市場過度推銷和心理過度期待之下，才不過是年過 35 的輕熟女，就已經接受太過頻繁的美容治療，皮膚刺激受損，敏感不穩定而引起微血管擴張。

## 長期不當使用外用類固醇藥膏

由於國內衛生主管單位疏於管理，各種超高強度的外用類固醇藥膏在藥局隨手可得，變相鼓勵民眾不當使用，在皮膚白皙的美女臉上，只要擦上超過一個

月，就會造成膠原蛋白及彈性纖維退化，成為無法挽回的血管擴張。

## 臉部微血管擴張的其他原因

### 老化

根據各種研究報告，面部出現血管擴張的平均發病年齡為 40 歲。

### 紫外線曝曬

陽光中紫外線會破壞表皮層角質細胞，以及真皮層的纖維母細胞，使皮膚變薄，血管也隨之明顯易見。

### 免疫疾病

紅斑性狼瘡，共濟失調微血管擴張性症候群（Ataxia – telangiectasia）。

### 先天形成

有些患者一出生時，於下臉頰兩側即出現微血管

細絲。

## 從日常生活做起，還有機會挽回

幸好治療酒糟性及類固醇微血管擴張，最重要的是勤加保養，從日常生活做起，還是有機會白回來。

### 減少讓皮膚發紅的機會

盡量不要曬太陽，避開紫外線，出門一定要做好防曬，避免處在太冷或太熱的環境中，也不可以蒸臉。

### 不過度刺激皮膚

使用溫和，不含香精或酒精成分的保養品，洗臉時盡量用微涼的水，不要用磨砂膏、毛巾、去角質產品、洗臉機來刷臉。

### 飲食禁忌

酒精飲料，辛辣食物會導致臉部潮紅，所以盡量不要食用。

當臉上明顯的血管絲，長時間觀察保養後仍然無

法退散，這時候是可以考慮使用雷射來治療。目前應
用在治療微血管擴張的雷射系統的種類相當多，包括
脈衝式染料雷射、長脈衝亞力山大雷射、長脈衝銣雅
各雷射、脈衝光等等，至於酒糟膚質的臉部泛紅，是
可以嘗試雷射脈衝光，但效果因人而異。

　　這些雷射特有的波長和脈衝設計，可對血管做選
擇性光熱分解破壞，釋放出的熱能可將血管封閉。漸
漸地，被治療的血管就會逐漸消失。臨床的經驗，只
要能量參數使用得當，這些雷射對於臉部的微血管擴
張是相當的有效。

　　在門診中，常遇到患者指定要處理兩側鼻翼和鼻
孔下緣的血絲，原來在面相學中，鼻翼代表財庫，出
現血絲代表漏財，存不住錢。所幸在這個位置的血管
絲處理並不困難，只需要塗抹外用麻藥，30分鐘後施
打血管雷射，1-2次的療程就大約可以退散80%的血

絲。臉部的微血管擴張大多是局部單一性的細小血管病變，不會有大型血管的逆流，臉部的皮膚也比較薄，因此穿透力佳的雷射是治療的主流，不會採用硬化劑注射。

酒糟膚質的泛紅，目前還可以使用含有brimonidine tartrate 成分的藥膏，商品名為 Mirvaso，能在 30 分鐘內退紅，大約維持半天之久，患者出門前擦藥，可讓臉色回復白皙，擺脫尷尬的紅腫。由於臉部泛紅和微血管擴張的成因很複雜，還是記得定期至皮膚科醫師處就診諮詢，重現健康的好膚色。

# 門診常見的 Q & A

**靜脈曲張會遺傳嗎？**

研究顯示靜脈曲張具有高度的遺傳性，常會影響家族成員，70% 靜脈曲張病患會指出有家族遺傳的情形。雖然靜脈曲張是好發於中老年人的慢性病，但其實靜脈瓣膜的破壞在年輕時就已經出現，尤其有遺傳體質的家族，在年輕時就有可能出現嚴重的靜脈曲張。

**雙腿交叉是否容易引起微血管擴張和靜脈曲張？**

沒有醫學證據顯示雙腿交叉，會造成腿部靜脈的問題。

**靜脈曲張嚴重會不會要截肢？**

一般而言，靜脈系統的疾病是不需要截肢的，除非因下肢嚴重潰瘍，出現敗血症情形。

**下肢靜脈曲張的人，會比較容易得心臟病嗎？**

並不會！

下肢靜脈曲張和心臟病的病因是不同的，有下肢靜脈曲張的人並不會因此容易引起心臟病，反倒是有

些心臟衰竭的病人，因長期下肢血液回流不佳而靜脈曲張。

**靜脈曲張會危及孕婦及胎兒健康嗎？**

研究發現，孕期靜脈曲張不會造成母體或胎兒全身性循環的障礙。在罕見的情況下，如果發生深部靜脈栓塞，下肢發熱、紅腫、靜脈壓痛，或同時合併心跳加速、呼吸困難等情形，有可能是下肢靜脈的血栓流到肺部，造成肺部靜脈栓塞，需迅速就醫。對大多數孕婦而言，靜脈曲張的情況會在生產後好轉，不用太過驚慌。

**腿部有靜脈曲張可不可以泡溫泉？**

泡溫泉可以放鬆全身筋骨肌肉，好處多多。只有在嚴重靜脈曲張的少數患者，腳踝部分已經有了薄極，快要爆裂的血管，這時候就必須要趕快治療，避免在不知情的情況下大量出血。切記泡溫泉時不要拿毛巾搓揉，泡完後全身需要立刻擦乳液，才能避免缺脂性、乾燥性皮膚炎。

### 太陽是否造成腿部靜脈曲張？

不會！

但紫外線是臉部微血管擴張和酒糟的元兇。

### 彈性襪一定要穿到腰部，整腳包覆才有效？

需要長時間站立工作的老師、空姐、廚師、專櫃小姐、護理人員，穿第一級彈性襪包覆小腿就已經足夠，可以大幅減低小腿腫脹、足跟痠痛的不適感。

台灣天氣潮濕，穿到腰部的彈性襪十分悶熱，除非是無敵鐵金剛，否則根本穿不住，甚至穿到尿道發炎、長股癬。

### 把腿抬高就算少運動，一樣能幫助血液循環？

不行！

運動對全身健康極為重要，運動可以加強小腿的肌力，反而有助腿部血液循環。如果已經有了腿部靜脈曲張，運動時可以加穿小腿彈性襪。

只有一項例外，是舉重；舉重會用力閉氣，增加腹部壓力。這些力道會轉為壓迫腹部的下腔靜脈，造

成腿部和腹股溝血液無法回流至心臟。

### 便秘也會導致靜脈曲張？

腹內壓增高時，例如肥胖，慢性肺疾病如慢性咳嗽、氣喘、便秘、下肢靜脈必須以更高的壓力克服回流的阻礙，當然就容易發生靜脈曲張了。

### 可以穿高跟鞋嗎？

少穿！

雖然穿高跟鞋看起來很高挑，可是會讓小腿肌肉保持在收縮的狀態，無法放鬆，血液回流的效率就會降低，造成腿部疼痛和痠痛疲勞。

依我看來，高跟鞋只適合短暫社交場合，但不適合長時間穿著。連骨科及復健科醫師都擔憂高跟鞋影響骨骼、韌帶和肌腱，除非必要，還是避免穿著高跟鞋。

### 吸菸會導致靜脈疾病？

吸菸和靜脈曲張並沒有相關聯。然而很多的醫學研究已經證實，吸菸損害循環，可能導致心肌梗塞、

中風、動脈硬化和癌症。

　　吸菸還會引起腿部動脈阻塞，出現類似靜脈曲張的症狀，造成腿疼痛，皮膚傷口癒合不良，在晚期可導致壞疽截肢；如果已有腿痛或任何上述症狀，就該要戒菸就醫了。

　　**如果過胖超重，是不是更容易得靜脈曲張？**

　　肥胖會使腹部壓力升高，下盤負擔過重，雙腿須承擔更多地心引力，長期下來血管功能容易惡化，確實提高靜脈曲張的風險，疾病也容易復發。

　　建議理想體重應該維持身體質量指數 BMI 在 24 以下，換算大約身高 170 公分 70 公斤，身高 160 公分 62 公斤。有健康的雙腿，輕盈的身軀才能走更遠的路。

　　**穿彈性襪之前需要抬腿 10 分鐘嗎？**

　　完全不需要！

　　彈性襪的壓力很強大，直接穿上就能夠把血管壓回去。

### 彈性襪可以直接脫嗎？需不需要抬腿？

當然可以！

網路上流傳要抬腿 15 分鐘後才能脫彈性襪，理由是血液會直接往下衝，靜脈曲張反而會更嚴重。其實靜脈血流的壓力並不高，不用煩惱。

### 彈性襪一雙可以穿多久？要如何清洗？

一般彈性襪大約 3-6 月左右就應汰換更替新品，良好的清洗及穿著方式可以延長使用期限，洗滌時以肥皂或清水輕搓手洗，放置通風陰涼處或加上除濕機自然晾乾，切勿過力扭轉，陽光直接曝曬或烘衣機乾燥，如果有富貴手或是真的沒時間手洗，那就請使用貼身衣物洗衣網袋再放到洗衣機。

### 有香港腳，彈性襪悶著穿會不會惡化？

有香港腳當然要治療，藥膏塗後 10 分鐘再將彈性襪穿上。選擇有前開口，露腳趾的彈性襪較不會悶熱，黴菌比較不會在趾縫間蔓延，也比較不會灰指甲。不

過並不是腳底發癢就是香港腳，足部的汗皰疹也會奇癢無比，要找皮膚科對症下藥。

### 彈性繃帶可以取代彈性襪嗎？

其實彈性襪的發明，原理是來自於繃帶纏繞法，彈性繃帶很容易買得到，也很方便使用，彈性繃帶雖然便宜，但因為每個人纏繞的力道鬆緊不同，效果也比較難有一致性，頂多是預防浮腫，但無法進一步預防靜脈曲張。通常像是手部、足部有嚴重關節炎，或無法彎腰，穿著彈性襪有困難的病人，我們才會建議使用。

### 彈性襪的品質如何挑選？

RAL 是德國質量管理標準機構，就像 ISO 9000 是國際標準化組織設立的品質管理標準。目前市面上彈性襪品質參差不齊，標有 RAL 標誌代表產品是可信賴，並符合質量標準。

雖然 RAL 認證是品質參考的重要項目，但是認證程序相當繁瑣，費用不貲，而且生殺大權都掌握在外國人。台灣的紡織技術世界有名，許多機能衣、排汗

衣都是 MIT，台灣應該積極加入認證和國外接軌，或是訂立自己的標準，發展彈性襪／運動機能襪高階紡織品工業。許多國內品牌也相當不錯，可以嘗試去找下緊上鬆，漸壓式設計，穿著「舒適」的產品。

### 靜脈曲張可以根治嗎？

原發性靜脈曲張的患者若經過積極、適當的治療，95% 是可以根治的。續發性的靜脈曲張由於深部靜脈已經受損，須長期穿著彈性襪加壓。

### 靜脈軟軟的，又不會痛，需要大費周章嗎？

靜脈曲張無聲無息，進展緩慢，十年前的觀念還停留在先穿著彈性襪，當出現皮膚濕疹潰瘍時才介入治療。

事實上這時血管瓣膜已經產生了永久性的傷害，血液循環混亂，甚至會出現血管破裂出血和嚴重的深靜脈血栓等併發症，治療起來相當困難。時代已經改變，現代技術的進步改變了治療邏輯思維，千萬別等症狀過度惡化才急忙就醫求診，以免發生合併症，甚至到無法挽回的地步。

### 為什麼擦了藥，傷口旁還是癢到受不了？

除了靜脈曲張本身引起的皮膚炎外，傷口藥膏、傷口敷料、乳液、消毒水、綿羊油、膠帶、彈性繃帶等等也很容易引起皮膚濕疹，影響傷口的癒合。有經驗的皮膚專科醫師能判定找出最好的治療方式。

### 高血壓糖尿病可以做血管內雷射手術嗎？

最好能將血壓控制在 150 / 90 毫米水銀柱以下，手術前由於患者難免會緊張，血壓多半較高。日常所使用的高血壓藥物，手術當天仍繼續服用，切勿中斷。

糖尿病患必須飲食或藥物控制，將飯前血糖控制在兩百以內才適合接受治療。手術當天仍然應該繼續服用藥物。糖尿病患者下肢的動脈常有粥狀硬化、阻塞狹窄現象，如果足部冰冷，足背動脈微弱，就要再安排動脈超音波檢查，避免彈性襪過度壓迫影響血液循環。

### 鼠蹊外陰部也有靜脈曲張嗎？

根據一份四千人的大型統計，鼠蹊部和外陰部的

靜脈曲張比例大約是4％，但病患很少主動向醫師提起。有些病患會覺得搔癢疼痛，頻尿，有時合併骨盆腔充血症候群，在長期站立或經期前後下腹會脹痛，這時候應該仔細評估骨盆腔是否也有靜脈曲張或是腫瘤壓迫的情形。

**靜脈曲張還會出現在身體哪些地方？**

最常見的是肝硬化的患者食道靜脈曲張，會引發消化道的出血；精索／卵巢靜脈曲張，會引起不孕症；骨盆腔靜脈曲張，會造成下腹部的慢性疼痛。

**皮膚已潰瘍，是否有口服藥物可以促進癒合？**

維他命C、E、礦物質鋅，是傷口再生重要元素，適當的補充無妨。當傷口確實有細菌感染時，短期的口服抗生素是可以服用，但千萬不可長期濫用，否則容易造成細菌的抗藥性。

口服Pentoxifylline，每天1200毫克，可以抑制白血球聚集，減少組織發炎，但要配合穿著彈性襪，可稍微幫助潰瘍的癒合，改善皮膚硬化。但口服及外用

藥都只是能夠稍微緩解水腫症狀，另外一種有效的成分是一種微顆粒處理方法製造的黃酮素，藥品名為Daflon（達復朗糖衣錠），國內曾經有核發過許可證，不知為何原因，目前已經沒有藥廠再代理進口了。穿著彈性襪，積極接受血管治療才是正途。

### 靜脈曲張治療後需要追蹤多久？

大多數復發的靜脈曲張會在初次治療後的頭兩年出現。因此我建議在前兩年至少每半年回診一次。每次門診會做外觀的評估及血管超音波檢查。

根據統計，大約有 20% 的病患，10 年後才出現復發。因此每年須回診檢查一次，但是如果原本就嚴重的或複雜的靜脈疾病，回診的次數就要比較頻繁。如果出現腳部腫脹、皮膚發癢、皮膚潰瘍，或是看到腿部明顯突出的靜脈，這時就要自行提早回診。

　　一年多前，聽主編鈴慧說，這本書的插畫家「小瓶仔」，手藝神奇，可以捏顆栩栩如生鉅細靡遺的解剖心臟，放進寬約一元硬幣的立體瓶子；所以他以「小瓶仔」為名創作。

　　這位和大塊出版 CARE 書系合作的插畫來自醫師世家，醫學插畫絕對難不倒他。從開始著手寫稿，我就滿心期待著這位棄醫從事創作的傳奇人物，直到上兩個月，我總算見到他了！

　　這真是太戲劇性的重逢，原來「小瓶仔」竟是我台中一中失散 30 年的同窗摯友！剎那間又浮現當年 25 班教室裡，上課時在座位間傳來傳去的小瓶仔即興畫作，老師們的素描被畫得超傳神搞笑；黑板上來不及擦掉的英雄偉人；教官室被罰排排站的死黨；那些年少輕狂，少年維特的煩惱……想不到寫了本與靜脈曲張病友交流的書，還意外賺到重見當年的「班寶」麻吉，人生真是何處不相逢？

　　謹將此書獻給我的家人，感謝那些曾經與我一起成長的患者，祝福大家遠離疾病、珍惜健康！

楊志勛　誌

國家圖書館出版品預行編目（CIP）資料

靜脈曲張，真的不是小毛病 / 楊志勛作.
-- 初版. -- 臺北市：大塊文化, 2017.05
　　面；　公分. --（Care；50）
ISBN 978-986-213-793-2（平裝）
1.靜脈曲張 2.靜脈疾病
415.385　　　　　　　　106005354

CARE

Good Care ,
Good Living

CARE
Good Care ,
Good Living

CARE

Good Care ,
Good Living

CARE

Good Care ,
Good Living